お父さんお母さんのための

年代別

こども
アレルギー
大全

田中裕也
TANAKA YUYA

幻冬舎MC

お父さんお母さんのための
年代別　こどもアレルギー大全

はじめに

子どものアレルギーは親にとって非常に対処が難しい問題です。

本書はそんな親御さんに対して、アレルギーの基礎知識と年代別の最適な治療法についてまとめるとともに、自宅での対処法や向き合い方など、保護者の方が知っておくべきアレルギーに関する情報を分かりやすく解説するものです。

アレルギーを持つ子どもたちやその保護者の方々は、長期にわたって症状と向き合っていかなければなりませんが、情報不足や思い込みのために必要以上に生活を制限してしまうことがあります。アレルギーについて正しい知識を取り入れ、理解を深めることで、その苦痛を解消してもらいたいというのが本書の目的です。

私は神戸市西区の小児科・アレルギー科クリニックで、日々子どもだけでなく大人も対象にしてアレルギー疾患を診察しています。よく、受診される親のなかには「ぜんそくだから走ってはいけない」「みんなと同じものは食べられない」といった制約があると勘違いしている方もいますが、「あれもダメ」「これもダメ」と規制でがんじがらめにすることは必要ありません。

それぞれのアレルギーの一つとっても適切な対処法は変わりますし、また子どもの年齢によっても異なってきます。ですから親がしっかりとアレルギーに対する正しい知識を持つことが大切なのです。

そうすればぜんそくでも友達と一緒に走ることができますし、食物アレルギーがあっても食べられることがあります。アトピー性皮膚炎でもプールや海で泳げますし、手指を隠すことなくおしゃれもできます。


本書ではアレルギーについての基礎知識、年代ごとに現れやすいアレルギーとその対処法を丁寧に解説していきます。この本が、アレルギーに悩み、治療に苦痛を感じている親子にとって、希望の光となることができれば幸いです。

目次

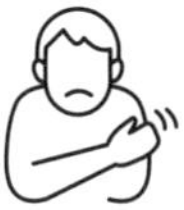

Chapter
1

まずはここから！
全年代が知っておくべきアレルギーについての基礎知識

Chapter 2

年代別で詳しく解説！アレルギー疾患の治療・対応について

0～1カ月未満／新生児期

1カ月〜1歳未満／乳児期

1〜6歳／幼児期

6～13歳／学童期

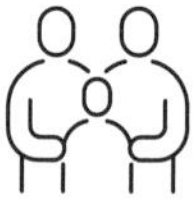

Chapter 3

正しい知識と情報を身につけ あらゆるアレルギーから大切な子どもを守る

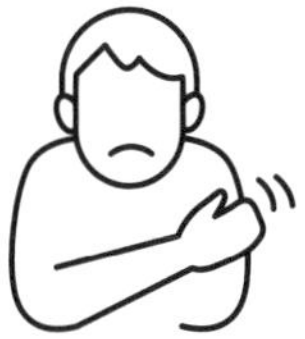

Chapter

1

まずはここから！
全年代が知っておくべき
アレルギーについての基礎知識

アレルギーとはいったいどんな疾患なのか？

普段、アレルギーという単語はいろいろなシーンで使われています。花粉症の時期、鼻がムズムズしてくしゃみが止まらなかったり、鼻水が絶えず流れたりすることも「アレルギー」といいますし、特定の食べものをとって体がかゆくなったり、ポツポツと発疹が出たりすることも「アレルギー」といいます。

「アレルギーとは何か？」という正しい理解を促すために、医学的に定義してみます。

一般社団法人日本アレルギー学会は、アレルギーという用語について、以下のように定義しています。

広くは免疫反応の一部であるが、異物に対して反応する際に自分の体を傷つけてしまう場合のことを、アレルギー反応と呼ぶ

この一文を理解する前提として、まずは「免疫反応」を正しく理解しておく必要があります。人間の体には、細菌やウイルス、寄生虫などの感染性微生物や、食物、ダニ、花粉など人体にとっての「異物」が体のなかに侵入してきたとき、これらの特性を素早く認識して攻撃し、

排除する仕組みが備わっています。

これを「免疫」と呼びます。

免疫とは文字どおり、「疫《えき》」から「免《まぬか》れる」という意味であり、感染性微生物や異物などによって病気が発症することを「免れる」ために、生来、体に備わっている仕組みのことを「免疫」あるいは「免疫システム」というのです。

例えば、麻疹《ましん》ウイルスによって引き起こされる急性の全身感染症に「麻疹（はしか）」という疾患があります。これは、麻疹ウイルスが空気感染や飛沫《ひまつ》感染、接触感染などによって人から人へ伝播《でんぱ》することで発症する疾患で、免疫を持っていない人が感染するとほぼ１００％、発症するとされています。

麻疹ウイルスに感染すると潜伏期間を経て、発熱、咳、鼻水などの症状が現れます。厚生労働省の感染症情報によると肺炎や中耳炎も合併しやすく、患者１０００人に１人の割合で脳炎を発症するとされており、医療先進国であっても死亡する割合は同じく１０００人に１人とされています。

そうした深刻な事態を防ぐために有効なのが、麻疹の予防接種です。麻疹含有ワクチンを注射すると、体内で麻疹ウイルスに対する抗体（異物を攻撃したり、体外に排除したりする役割を担うタンパク質のこと）が作られ、ほとんどの人が麻疹を発症しなくなります。これを「麻疹に対する免疫がついた」と表現します。

このように本来であれば、免疫は健康を守るために不可欠な仕組みです。

しかしなんらかの原因により、この免疫の仕組みが暴走し、ある特定の異物に対して過剰に反応して、自分の体を傷つけてしまうことがあります。この現象を「アレルギー反応」と呼びます。

アレルギーによって起こる病気にはさまざまなものがあり、総称して「アレルギー疾患」と呼ばれています。例えば、スギやヒノキなどの花粉によって引き起こされる疾患は「花粉症」といいますし、特定の食べものによって引き起こされるものは、「食物アレルギー」といいます。そのほかにも、アトピー性皮膚炎、アレルギー性鼻炎、アレルギー性結膜炎、気管支ぜんそくなどもアレルギー疾患の一種ですし、薬剤アレルギーや金属アレルギー、日光アレルギー、昆虫アレルギーなど、実にさまざまなアレルギー疾患があります。

免疫の仕組みが正常であれば、体が花粉や特定の食べものなどを異物として認識し、攻撃することはありません。しかし、なんらかの原因によって体がこれらを異物ととらえ、攻撃を仕掛けることがあります。

このとき、花粉や特定の食べものなど、アレルギー反応の誘因となるものを「アレルゲン」と呼びます。

免疫は「二段構え」で体を守っている

人間の免疫にも厳密にはいろいろなタイプがありますが、「自然免疫」と「獲得免疫」はその代表的なものになります。

「自然免疫」は、体のなかに細菌やウイルス、花粉などの「抗原」が侵入したときに、攻撃・排除し、この病原体の情報を「獲得免疫」に伝えます。免疫はこの二段構えで人の体を守っているのです。

アレルギーには、Ⅰ型からⅣ型まで主に４つの型があります。「体の反応がどのようにして起こるか?」という観点から分類されます。

このなかで、最も一般的で、症例数が多いのはⅠ型です。Ⅰ型は食べもの、花粉、ダニ、ハウスダストなどがアレルゲンとなって発症するアレルギー疾患で、代表的な疾患にアレルギー性鼻炎、花粉症、アトピー性皮膚炎、アレルギー性結膜炎、気管支ぜんそく、じんましんなどがあります。

このⅠ型アレルギーは体内にアレルゲンが侵入して、直後から2時間以内など比較的短時間

図 01　Ⅰ型アレルギーの起こり方

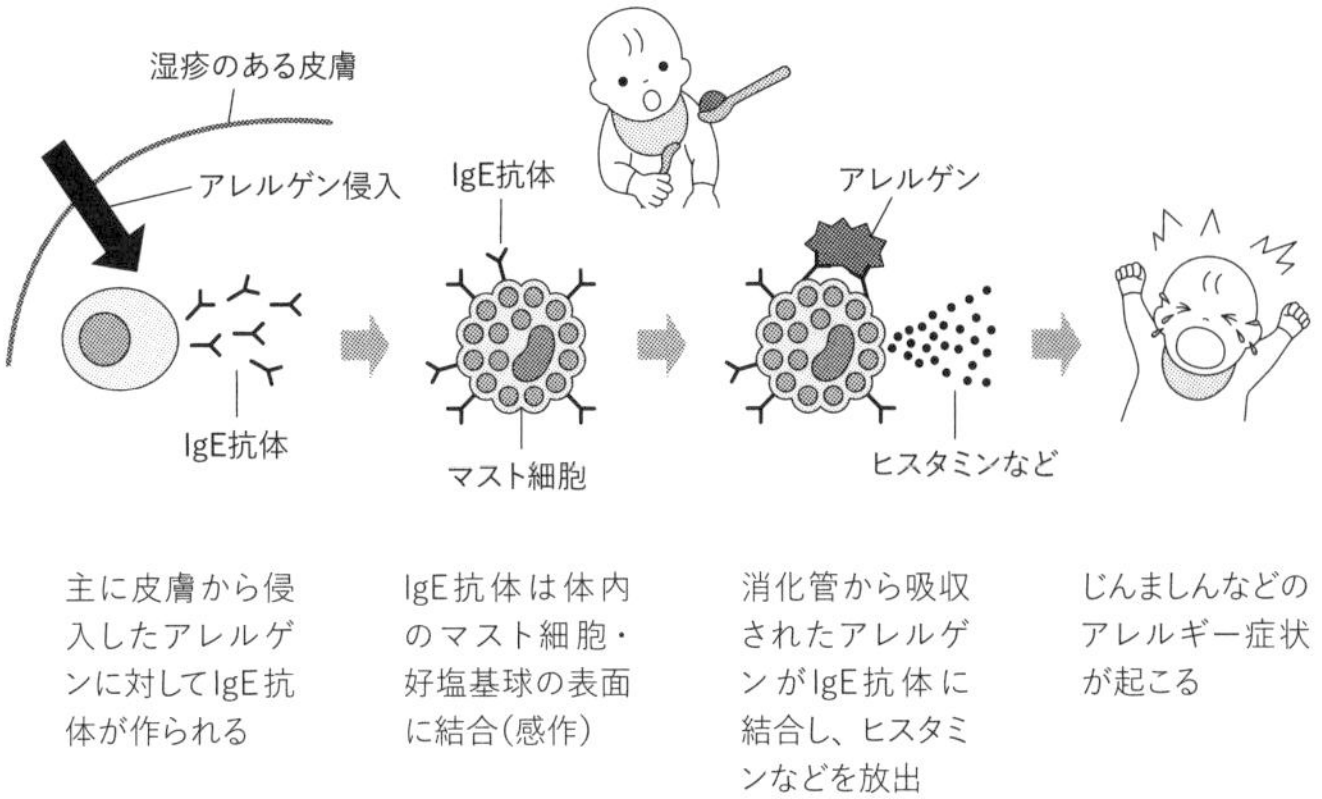

のうちに症状が現れるのが特徴です。そのため「即時型アレルギー」とも呼ばれ、花粉やダニなどのアレルゲンが体内に侵入すると、体のなかではそれらを異物とみなして排除しようとする免疫機能が働き、「特異的ＩｇＥ抗体」という物質が作られます。この状態を「感作」といいます。一般的に「アレルギー検査」といえば、特異的ＩｇＥ抗体を測定することを指します。

　特異的ＩｇＥ抗体は血液や皮膚、腸などに存在するマスト細胞という細胞に結合します。そしてここに、体内に侵入した異物（アレルゲン）が結合すると、ヒスタミンやロイコトリエンなどの化学物質がマスト細胞から放出されます。これらの化学物質こそ、咳やじんましんなどのアレルギー症状を引き起こす〝犯人〟です。

「初めてハチに刺されたときは大丈夫だけど、2回目にハチに刺されたら危険」ということを聞いたことがあると思います。

人を刺すハチの毒液には、さまざまなアレルゲンが含まれていますが、初めてハチに刺されたときには、体内に特異的ＩｇＥ抗体が存在しないため、ハチ毒による痛みやかゆみ、発赤《ほっせき》などの皮膚症状が現れる程度で、数日以内に改善するケースがほとんどです。

しかし一度ハチに刺されると、ハチ毒の成分に反応して体を守ろうとする免疫機能が働きます。そして体内で特異的ＩｇＥ抗体がつくられ、感作された状態になります。そのため、感作された人が再びハチに刺されると、約17〜20％の人がハチ毒アレルギーを発症し、ひどいときには全身のじんましん、嘔吐《おうと》、浮腫、呼吸困難などのアナフィラキシーショックに陥り死に至る可能性があります。このようにアレルギー疾患によって致命的な状態になることもあり得るのです。

アレルギーが起きる原因は「遺伝」「環境要因」「アレルゲン」

アレルギーについて学ぶうえで、最も重要なテーマは、「なぜ、免疫の仕組みが暴走して、アレルギー反応を引き起こすのか？」ということです。同じ食べものをとっても、アレルギー反応を示す人もいれば、なんともない人もいます。花粉が多く飛散する時期に、くしゃみや鼻水が止まらない人もいれば、平然としている人もいます。

これはいったい、なぜなのかというと、「アレルギーになりやすい人」には、ある共通の特徴があるからです。

アレルギー疾患の原因は、簡単にいえば体内で「特異的ＩｇＥ抗体がつくられてしまうこと」になりますが、この特異的ＩｇＥ抗体がつくられやすい体質の人がいます。そのような体質のことを「アレルギー体質」や「アトピー素因」といいます。

このアレルギー体質やアトピー素因は、親から子へ遺伝することがあります。花粉症や食物アレルギーなどのアレルギー疾患が、そのまま親から子へ遺伝することはありませんが、「アレルギーになりやすい体質（＝特異的ＩｇＥ抗体がつくられやすい体質）」は遺伝することがあります。

アレルギー体質については数多くの研究が行われており、アレルギー疾患の発症における遺伝的な要因の関与は大きく、アレルギー疾患の家族歴は子どものアレルギー疾患発症のリスク因子であることが判明しています。

しかしここで注意したいのは、アレルギーは遺伝的な要因だけで発症するわけではない、ということです。つまり、「アレルギー体質」に加え、「環境要因（自然環境や生活環境など）」と「アレルゲン」という2つの要素が重なって、アレルギーが発症するのです。

例えば、住んでいる地域の衛生環境が悪く、大気汚染が進んでいたり、水や土壌が汚かったりすると、アレルギー疾患を発症しやすくなることが分かっています。

コンクリートで住宅を建てたり、気密化工法を導入したりすることで、近年、居住環境はますます密閉化が進んでいます。さらに、エアコンを常時使用することで、室温が一定に保たれるようになり、人間が快適に生活できるようになった一方で、ダニの繁殖にも適した温度や湿度の環境が整うようになりました。そのため現在では、ダニアレルギーの人が増えているという報告も聞かれています。

そのほか生活環境では、カビやペットの毛などもアレルゲンとなりますし、また、建材や家具、殺虫剤などに用いられる化学物質もアレルギーを引き起こします。それから、受動喫煙や大気汚染、水や土壌の汚染などもアレルギー疾患の誘因となります。

その一方、環境要因の観点で近年、大きな注目を集めているのが「衛生仮説」という考えです。これは、「子どもの頃の衛生環境が免疫機能の発達に影響する」という考えで、１９８９年、英国の疫学者のストラチャンによって、初めて報告されました。

彼は、英国人約1万７０００人を対象に花粉症の有無を調査し、とてもユニークな結果をまとめました。きっかけは調査の過程において、「兄弟姉妹の場合、長男長女は花粉症の割合が多いのに、末っ子は花粉症の割合が少ない」という事実に気づいたことでした。

なぜ末っ子に花粉症が少ないのか？　彼はそれに対する答えとして、「末っ子は兄や姉から細菌やウイルスをもらうが、長男長女はそうしたことがない清潔な環境で育ったからだ」と考えました。そして、「良い衛生状態が、アレルギーの発症リスクになる」という衛生仮説（Hygiene Hypothesis）を提唱しました。

この衛生仮説の正当性は、これまでにも多くの研究が証明しています。例えば、東西ドイツ統一後では、衛生的な西ドイツ出身者のほうが、環境的に恵まれていなかった東ドイツ出身者よりアレルギー疾患患者が多いという報告がありますし、そのほか、家畜に接する機会の多い農村地帯の人や、子だくさんで狭い家に育った人、農家で暮らした人、幼少期に土いじりをしていた人、出生前からペットを飼っている家に生まれた子どもにはアレルギー疾患が少ないということも聞かれます。

こうしたことから、「あまりに衛生的すぎる環境は、アレルギー疾患の発症や増悪《ぞうあく》につながる」とするのが衛生仮説であり、「アレルギーは文明病である」と考える学者や医療従事者が少なくないのもそのためです。

だからといって、不潔にすることでアレルギーが予防できたり、症状が治ったりするわけではありませんし、清潔になったからこそ感染症が激減し快適な環境で生活できるのも事実です。また、アレルギー疾患の発症には大気汚染や住環境など、マクロな視点での環境要因も深く関わっているため、衛生仮説だけでアレルギー疾患のメカニズムを説明できるわけでもありません。

しかしアレルギー疾患の発症に、過度に衛生的な環境が要素として関わっていることは間違いないと思いますし、それは戦後、急速に日本の衛生環境が改善したのと、アレルギー患者の急増が比例していることでも明らかだと考えられます。

アレルギーの検査法

アレルギー疾患を引き起こす成分のことを「アレルゲン」といいますが、アレルゲンの種類は実にさまざまです。ある人は卵を食べると皮膚に症状が出ることもありますし、別の人は、卵は大丈夫でもピーナッツを食べるとダメ、ということもあります。

アレルギーに対して正しく対処し、症状を抑制したり、寛解を目指したりするには、いったい何がアレルギーの原因となっているのか、アレルゲンを正確に特定する必要があります。

そのため医療機関ではアレルギー物質を調べるためにいくつかの検査を行っています。

1. 問診

アレルゲンを特定するための基本的で重要な問診では、アレルギー反応が明らかになる前の状況や環境、出現する前に接触した物質や食べたものなどを問診によって詳しく振り返ることで原因となるアレルゲンを推定します。

2. 皮膚テスト（プリックテストなど）

皮膚に直接、アレルギーの原因となる物質を接触させ、アレルギー症状が出るかどうか確認する検査のことを皮膚テストといいます。

代表的な皮膚テストにプリックテストがあります。プリックテストは患者への負担が少なくすぐに結果が分かるとともに、安全性が高く、また、アレルギーの原因を追究するのに非常に有効であることから、欧米では広く行われている検査方法です。

まずは皮膚にアレルゲンが含まれるエキスを少量滴下し、プリック針という特殊な針で皮膚に点状の傷をつけてアレルゲンを浸透させます。その後、まもなくするとアレルギーがある場合にはじんましんが出現します。

この方法のメリットは、アレルゲンに対する反応を非常に短時間で確認できるということです。多くの場合、約15分で判定できるため、即座にアレルゲンを特定することができるのです。新鮮な果物など、血液検査で評価できないものでも、その果物にプリック針を刺してから皮膚にも刺すことでアレルゲンの有無を評価できます。

金属アレルギーなど遅発性アレルギーを調べるにはパッチテストがあります。アレルゲンを含んだパッチを48時間程度体に貼ってアレルギーの有無を評価します。

3. 血液検査

(血中抗原特異的IgE抗体価測定)

一般に、アレルギーの検査と聞いて多くの人が思い浮かべるのが血液検査ではないかと思います。血液検査では、アレルギー物質の特異的IgE抗体が血液中に存在するかどうか、調べます。

図02 プリックテスト

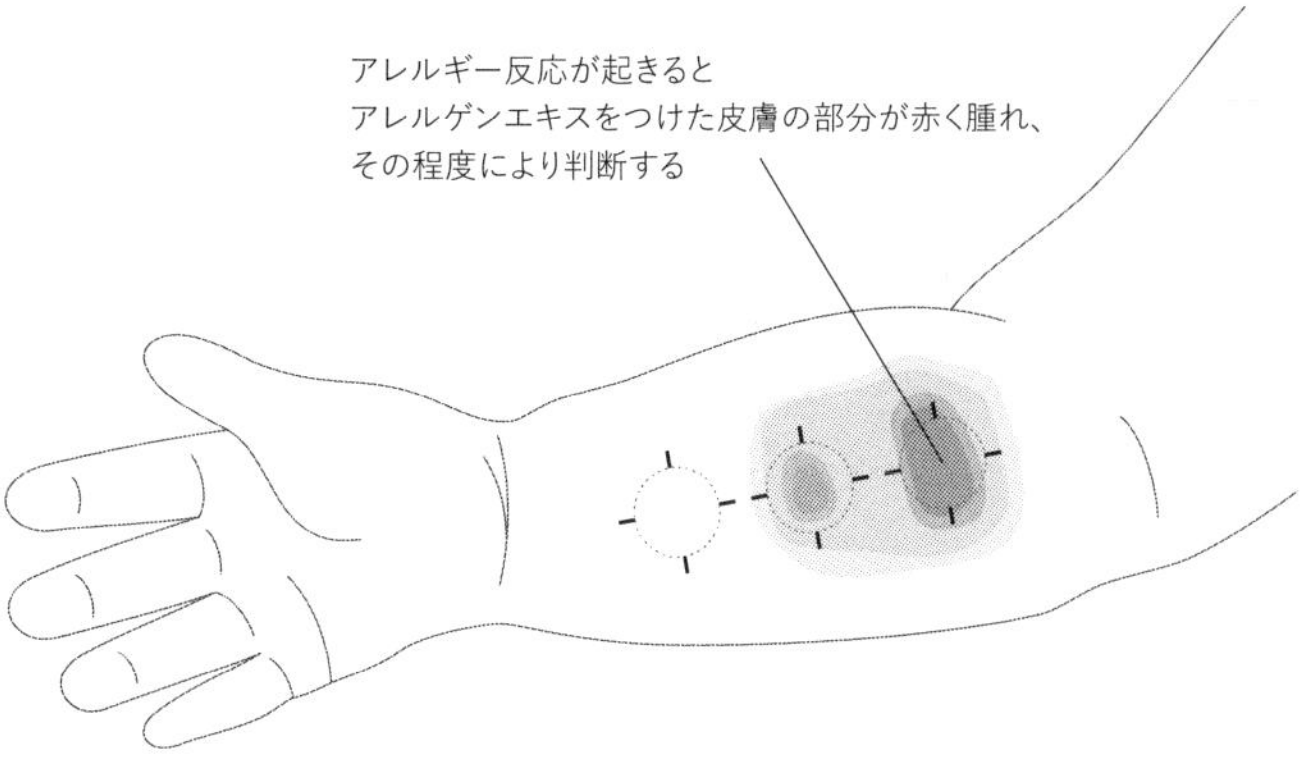

現在、特異的ＩｇＥ抗体を測定できるアレルゲンは２００種類以上、存在します。それらに対して血液検査は、「スギ花粉にアレルギー症状を示すか？」「ハウスダストにアレルギー症状を示すか？」など、１種類ずつ定量的に測定することができるという特徴があります。

血液検査を行うと、各アレルゲンに対する特異的ＩｇＥ抗体の測定値が示され、さらに、アレルギーがある確率がクラス０から６までの７段階で分類されます。クラス０が陰性、クラス１が偽陽性、クラス２～６が陽性と判断され、クラスの数字が大きいほど、特異的ＩｇＥ抗体の量が多いことを示します。

ただし、保険診療では１回に測定できる項目が限られており、また、血液検査の数値だけでは、「アレルギーがある」と断定することはできません。

なぜなら、特異的ＩｇＥ抗体の数値が高く出ても、アレルギー症状が出ない場合もありますし、反対に、特異的ＩｇＥ抗体が低く出てもアレルギー症状が出現する場合もあるからです。

4．実投与試験（食物負荷試験など）

皮膚検査や血液検査だけでアレルギーがあるかどうか、確定診断をつけることはできません。確定診断のためには、食物アレルギーであれば実際に食べてみて、あるいは、食べるのをやめてみて、症状の有無を確認することが必要です。医療機関で評価することを食物負荷試験といいます。

子どものアレルギー対応では「アレルギーマーチ」に沿って信頼できる医師による管理が重要

アレルギー疾患にはさまざまなものがあり、それぞれ出現する症状も異なります。乳幼児から高齢者まですべての年代において見られ、また、全身にわたって多様な症状を呈するため、治療が難航することも少なくありません。

１９９６年、厚生労働省により「アレルギー科」が診療科として認められたことにより、「アレルギー科」の看板を掲げる医療機関が増加しています。しかし、アレルギー疾患の症状は全身にわたって出現するため、特に成人においては一人の医師がすべてを診察するのではなく、アレルギーの専門医を主軸にしつつ、例えば「アトピー性皮膚炎なら皮膚科」「アレルギー性結膜炎なら眼科」「アレルギー性鼻炎なら耳鼻科」「食物アレルギーなら内科」など、さまざまな科目が連携しながら患者を診察することが一般的です。

しかし、子どもの場合は成人とは異なります。まず前提として、小児科医がさまざまな分野を総合的に診ることが多いです。そして子どものアレルギー疾患の特徴は、「年齢によって発症しやすいアレルギー疾患が異なる」「各アレルギー疾患の管理が成人とは異なる」ということです。

子どもの成長によって発症しやすいアレルギー疾患が変化することを、「アレルギーマーチ」といいます。子どもの年齢が上がるにつれて、さまざまなアレルギー疾患が連鎖的に発症する様子を、音楽隊の行進（マーチ）になぞらえ、このように名付けられました。図03は、子どもの成長を木の成長に見立ててアレルギーマーチをあらわしたものです。

一般には、乳幼児期にアトピー性皮膚炎を発症し、それに続いて食物アレルギー、気管支ぜんそく、アレルギー性鼻炎、アレルギー性結膜炎というように、次々と異なる疾患が発症していき

図03 アレルギーマーチ

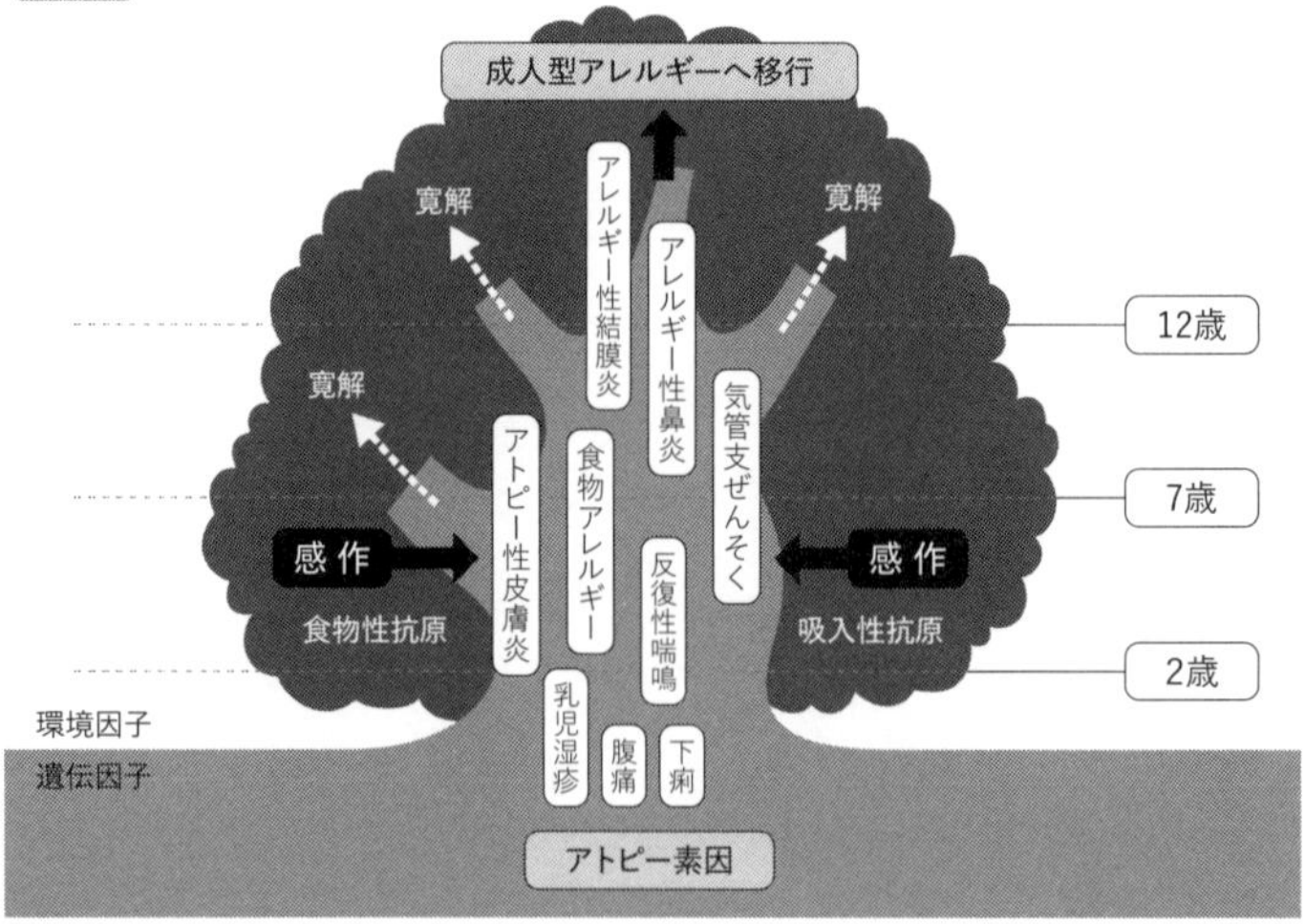

※本図はアレルギー疾患の発症・寛解を図示したもので「再発」については示していない。
出典：日本小児アレルギー学会「小児アレルギー疾患総合ガイドライン2011」（原図　馬場 實）

ます。

もちろん、必ずしもその順番どおりに発症するわけではありませんし、最近では気管支ぜんそくや花粉症を先に発症したり、アレルギー性鼻炎のあとに気管支ぜんそくを発症したり、さらには、従来に比べてもっと低年齢のうちにアレルギー疾患を発症したりすることもあり、発症時期や疾患名については一概にいえません。

しかし、こうしたアレルギーマーチは、子どもが本来持っているアトピー素因（アレルギー体質）がベースにあり、それに環境因子が加わることで起きることは間違いありません。場合によっては、アレルギー疾患が寛解（一時的あるいは永続的に病気の兆候や症状が軽減または消失すること）することもありますが、反対に、アレルギーが成長に伴って悪化すれば、やがて成人型アレルギーへと移行していく場合もあります。

子どものアレルギーは成長に伴って寛解することも少なくなく、食物アレルギーの大部分は乳児期に発症しますが、その後、年齢とともに寛解していくケースがほとんどを占めるとされています。例えば、1歳のときに食物アレルギーと診断された子どもの多くは遅くとも小学校に入学するときまでには自然寛解すると考えられています。しかし大人になっても食物アレルギーが続く場合もあります。

アレルギーマーチの進行には環境要因だけでなく、遺伝的な要因も大きく関係していますし、どの食品にアレルギー症状が生じるかによっても寛解の難易度が異なるため、「正しい治療を行えば、必ず治る」と断言することは困難ですが、アレルギーマーチを進ませないためには、なによりも正しい診断を受け、いち早く適切な治療につなげていくことが重要です。また子どものアレルギー疾患の管理は成人と比較すると薬剤の種類や、投与量などさまざまな点で異なります（小児特有の診療ガイドラインもぜんそくにはあります）。

医療は万能ではありませんので、すべてのアレルギー疾患を治してしまうことは不可能です。

しかし適切な管理を行うことによりアレルギー疾患をもつ子どもでも幸せな生活を送り成長することができます。そのため小児アレルギー疾患に対しては、その管理に精通している医師に委ねることが重要と考えています。

代表的なアレルギー疾患

アレルギー疾患にはさまざまなものがあり、人によっては複数合併していることもあるため、出現する症状は個人差が大きくなります。

２０２３年1月、「アレルギー疾患の多様性、生活実態を把握するための疫学研究班」は47都道府県77病院において、０歳から１０３歳までの全年齢層におけるアレルギー有病率（有症率）と個々の合併率を明らかにし、現在の日本におけるアレルギー疾患の現状を把握することを目的に、ウェブアンケートを実施しました。その結果を見ると、「医師にアレルギーがあると診断された」もしくは「診断されていないが、アレルギーだと思う」と回答した割合は、63％にのぼりました。

その内訳を見ると、最も多かったのが花粉症（41・４％）、続いて通年性アレルギー性鼻炎（31・２％）、アレルギー性結膜炎（22・３％）、アトピー性皮膚炎（16・３％）という順

図04 アレルギー疾患の内訳

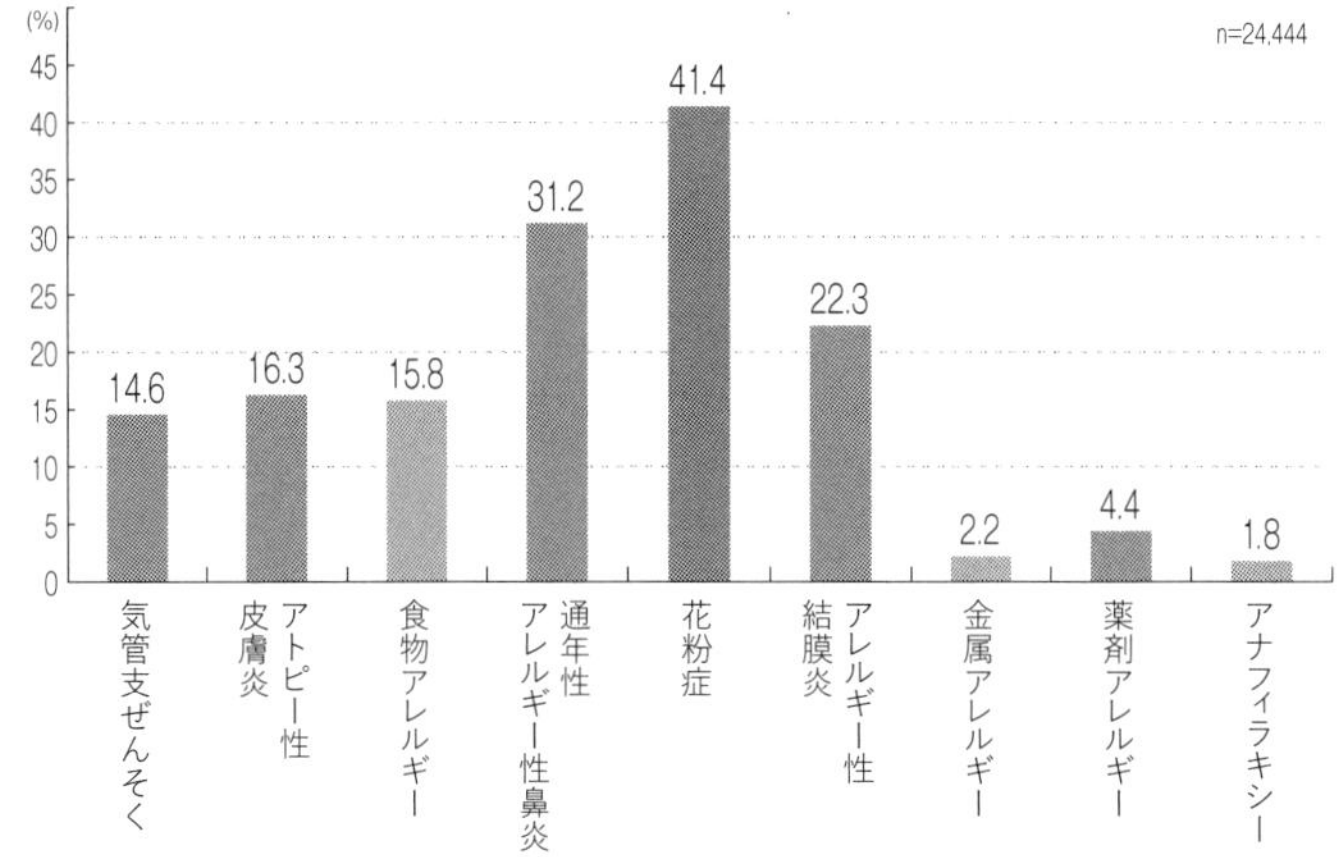

出典：富山大学　学術研究部医学系小児科学
「2022年度　アレルギー疾患の多様性、生活実態を把握するための疫学研究」

番でした。

この結果を見ても分かるとおり、アレルギー疾患にはさまざまな種類があります。また複数のアレルギー疾患を合併することも多く、病態の複雑さが治療を困難にしています。

2014年6月20日、日本ではアレルギー疾患対策基本法が成立しました。

これは、急激に症状が悪化したり、アレルギー疾患によって生活の質が著しく損なわれたりすることで、生活に多大な影響が及んでいるという現実を踏まえ、社会全体でアレルギー疾患に対して対策を講じようという意図で策定された法律です。

アレルギー疾患対策基本法では、気管支ぜんそく、アトピー性皮膚炎、アレルギー性鼻炎、アレルギー性結膜炎、花粉症、食物アレルギーのアレルギー疾患が取り上げられており、これらに対して適切な対策が必要であると語られています。

これら6疾患について概要を解説し、疾患が発生する機序や症状などの正しい理解につなげていきます。

1．食物アレルギー

食物アレルギーとは、特定の食べものを摂取することで体内の免疫システムが過敏に反応し、体にさまざまな症状が現れることをいいます。

①症状

食物アレルギーの主な症状には以下のものが挙げられます。

○顔周りの症状
・白目が赤くなる、目がかゆくなる、涙が止まらなくなる
・くしゃみが出る、鼻が詰まる、鼻水が出る

・口のなかや喉が腫れる、喉がかゆい、喉がイガイガする

○消化器の症状

・腹痛がする

・吐き気、嘔吐

・下痢をする

○皮膚の症状

・口の周りが赤くなる、プツプツが出る

・まぶたが腫れる

・かゆみ、むくみが出る

・じんましんが出る

○呼吸器の症状

・声がかすれる

・咳が出る

・息がゼーゼーする

・呼吸がしづらい

○循環器の症状

・脈が速くなる

・血圧が低下する

さらに症状が重い場合には複数の症状（皮膚や呼吸器など）が出るアナフィラキシーという症状になることもあります。アナフィラキシーがひどくなると、意識がなくなったり、血圧が低下したりするアナフィラキシーショックという危険な状態に陥ることもあります。

食物アレルギーの症状のなかで、特に注意したいのがこのアナフィラキシーです。アナフィラキシーとは、アレルギー反応でも特に重篤な状態とされており、医学的には「アレルゲンなどの侵入により複数の臓器に全身性にアレルギー症状が現れて生命に危機を与え得る過敏反応」と定義されています。

このようなアナフィラキシーが起きたときには、一刻も早く医療機関で治療しないと命に危険が及ぶこともあります。

②年齢別の患者数

日本における食物アレルギーの患者数を正確に把握した研究はありませんが、厚生労働省の見解によると、全人口の1～2％がなんらかの食物アレルギーを持っていると考えられていま

図05 年齢別の患者数

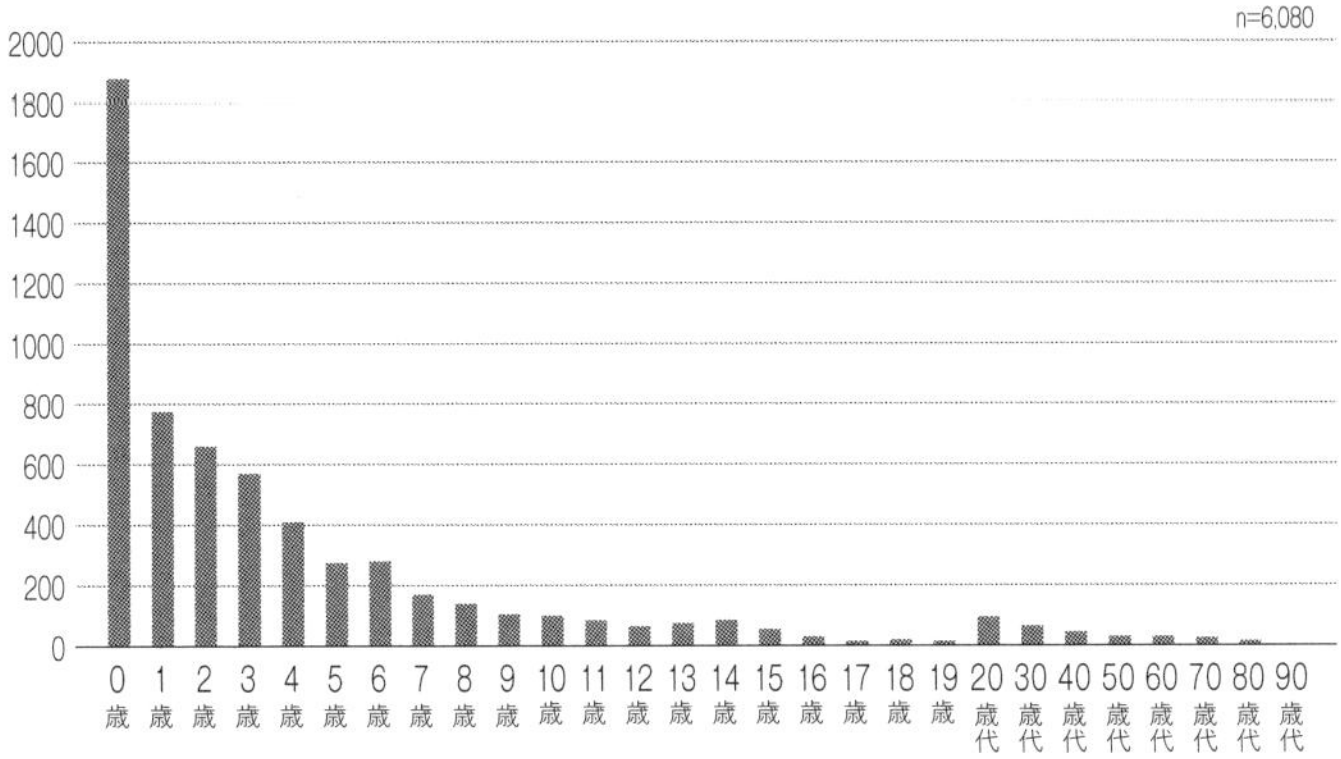

（※20歳以上は10代区切りで集計した結果である。）

出典：消費者庁「令和3年度 食物アレルギーに関連する食品表示に関する調査研究事業報告書」

す。

特に多いのは、1歳未満の乳児であり、乳児に限定していえば全人口の10％が食物アレルギーを持っているとされています。

食物アレルギーを持つ人の数は年々増加傾向にあり、２０２０年に消費者庁が行った、食物アレルギーのある患者を対象にした調査によれば、年々、患者数が増加していることが明らかになっています。

同じく消費者庁の調査によれば、食物アレルギーの患者は0歳児が最も多く30・9％を占めています。その後、1歳で12・8％、2歳で10・8％となり、次第に減少していきます。ただし、食物アレルギーの患者全体に占める割合は、6歳までの患者が79・5％、11

図06　原因となる食べもの

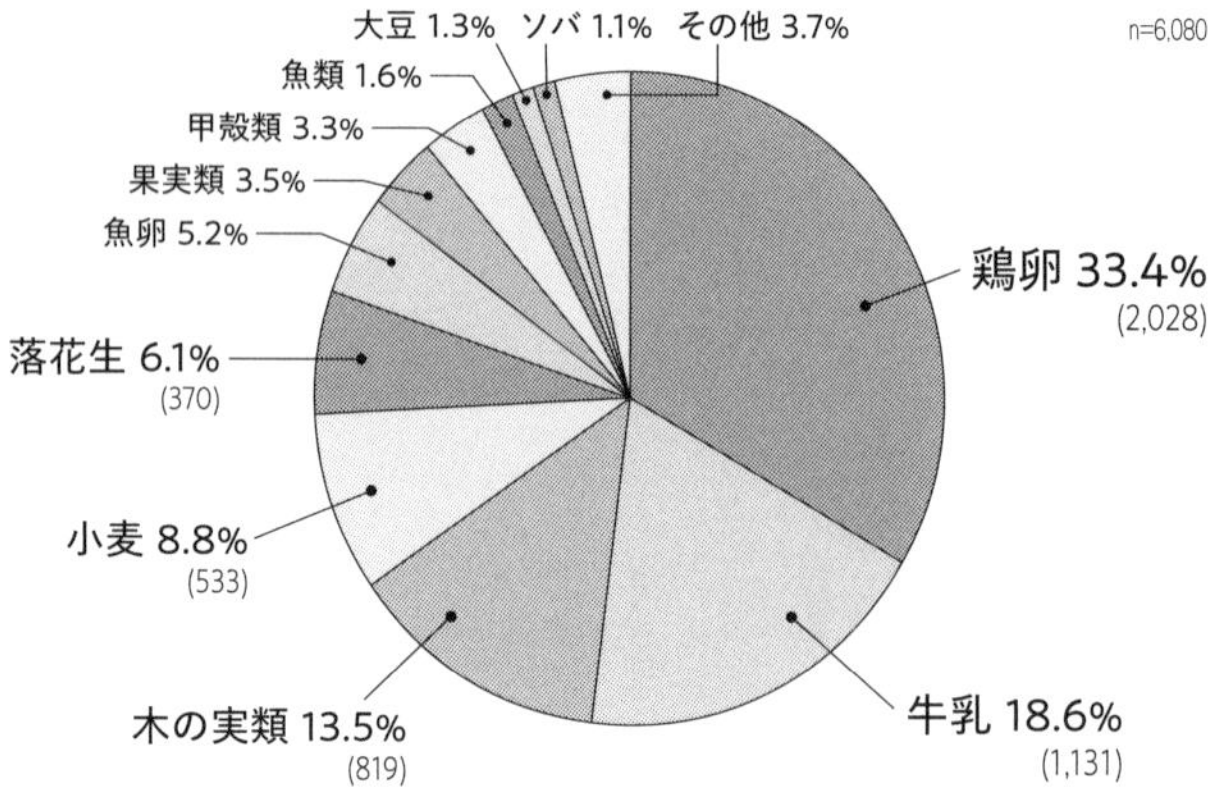

出典：消費者庁「令和3年度 食物アレルギーに関連する食品表示に関する調査研究事業報告書」

歳までの患者が89・3%、18歳までの患者が94・7%に上ります。

これにより、食物アレルギーは乳幼児期に発症する人が多く、成長に伴って寛解する人も増加しますが、その一方、学童期以降の発症者も2割程度存在していることが分かります。

③原因となる食べもの

消費者庁が行った調査は、アレルギーの原因となる食物も明らかにしています。

食物アレルギーの原因となる食品の第1位は鶏卵（33・4%）、次が牛乳（18・6%）、続いて木の実類（13・5%）、小麦（8・8%）という順番でした。

ただし年齢によって、原因となる食べものの種類は異なりますし、また、一口に「食物アレルギー」といっても、アナフィラキシーを起こすリスクなどは異なります。

一般には、鶏卵、牛乳、木の実類の順でアナフィラキシーを起こす症例が多いことが分かっています。

さらに年齢によって症状を起こしやすい食品は異なります。乳児から幼児期にかけての低年齢児では鶏卵・牛乳・小麦が多いのに対して、年長児では甲殻類、ソバ、落花生、果実類などが多くなります。乳幼児期の食物アレルギー（鶏卵・牛乳・小麦）は耐性獲得が多くみられるのに対して、年長児から出現してきたアレルギーはなかなか耐性を獲得しにくいという特徴があります。

④食物アレルギーが起きるメカニズム

食物アレルギーは、特定の食べものに含まれるアレルゲンに対し、体内に備わっている免疫機能が過剰に反応することで起こります。

一般的に、食べものは体にとって異物ですが、通常、体は「食べもの＝栄養素＝体に必要なもの」と認識して、消化・吸収・排泄《はいせつ》という一連のプロセスをたどります。

しかし、免疫機能や消化吸収機能になんらかのトラブルがあると、食べものを害があるものとみなして排除しようとします。そのためにアレルギーによる不快な症状が起こるのです。

多くの食物アレルギーは、次の流れで発生します。

アレルゲンが体内に入る
↓
アレルゲンに対して特異的ＩｇＥ抗体がつくられる
↓
特異的ＩｇＥ抗体がマスト細胞などに結合する（＝感作）
↓
再び同じアレルゲンが体内に入る
↓
アレルゲンが特異的ＩｇＥ抗体に結合する
↓
ヒスタミンなどの化学伝達物質が出る
↓

アレルギー症状が出る

ここで気をつけたいのが、「発生しているアレルギー症状に、免疫システムの異常が関係しているかどうか？」が重要であり、「免疫システムが関わっておらず、食物そのものが作用してなんらかの症状を引き起こしている場合」には、食物アレルギーとは認められない、ということです。

例えば、「牛乳を飲むと下痢をする」という人がいます。しかしこの場合は必ずしも「牛乳アレルギー」とはいえません。なぜかというと、牛乳を飲むと下痢をする人のなかには、もともと乳糖不耐症といって、乳糖を体質的に分解できずに下痢を起こす病気の人も交ざっているからです。

乳糖不耐症は、乳糖を分解するのに必要な、ラクターゼという酵素が生まれつき不足していたり、働きが弱まっていたりすることが原因で発症します。つまり乳糖不耐症は免疫学的機序が作用しておらず、その人が本来持っている個人的な体質が関係しているということであり、この場合には「牛乳アレルギー」とは区別して考える必要があります。

⑤重症度について

食物アレルギーは、アレルギー症状の強さによって重症度が決定されます。重症度は軽症から重症の3段階で示されます。

軽症　皮膚症状が部分的で消化器症状も弱く、元気がなくなる程度

中等症　皮膚症状は全身に広がり、がまんできないほどのかゆみや、軽い息苦しさや、眠気があらわれる場合がある

重症　全身症状があらわれ、強い腹痛や嘔吐を繰り返し、便失禁や、ぐったりして意識を消失する場合がある

場合によっては重症になると命の危険を招くこともあります。その場合にはただちにアドレナリンを注射して、ショック症状を抑える必要があります。

⑥食物アレルギーへの対応

食物アレルギーへの対応は、(1)原因食物の必要最小限度の除去、(2)誤食事等症状出現時の対応、(3)学校園などへの対応、が基本となります。ここでは(1)、(2)について述べます。(3)はあとの年齢別のところに記載しています。

(1)原因食品を診断し、必要最小限度の除去

食後にアレルギー症状が出たときに、アレルギーを疑って医療機関を受診することが多いと思います。「キウイを食べたあとにじんましんがでた」という場合キウイアレルギーが疑わしいですが、「学校給食を食べたあとにお腹が痛くなって下痢が出た」という場合アレルギーの症状であるかどうか自体を確認する必要があります。医療機関では本当にアレルギーなのか？どの食品がアレルゲンなのかということを判断します。

何を食べてどのような症状が出たのかということを整理する問診が基本となります。原因と思われる食品について、アレルギー検査、すなわち血液検査（特異的ＩｇＥ検査）や皮膚検査を行います。

アレルギー検査で陽性であっても、その食品を摂取できることはあり、確定診断のためには実際医療機関で原因食品を食べて判定する食物負荷試験を行うことが最も確かな診断とされています。食物負荷試験とは、アレルギーが疑われる食品を1品ずつ、実際に食べてみて、アレルギー症状が出るか調べる検査のことをいいます。この検査は、アレルギーの原因となる食べものを確定するためのほか、アレルギーの寛解を目指し、安全に摂取できる量を決定する際にも行われます。

ただし、アレルギーが疑われる食べものを摂取して、その反応を確認する検査ですから、場

合によっては重篤な症状が出現することもあります。そのため、食物負荷試験を行う際には十分な準備を整え、信頼できる医療機関で実施する必要があります。自宅でアレルギー反応が出るかどうか、試しに食べてみることはとても危険なので避けるべきです。

しかしながら実際すべての食品で食物負荷試験を行うことは患児にとっても負担ですし医療機関もすべての試験の実施体制が整っているとはいえません。これまでの病歴や検査結果で判断することも日々の臨床ではよくあります。

私はリスクが高いと思われる場合や患者がアレルギー症状の出現の恐れから家での摂取を望まれない場合は食物負荷試験で確認するようにしています。

そうしてアレルゲンと診断されれば、まずはしっかり除去療法を行い、食物表示を参考にすることが必要です。

例えば、卵アレルギーの場合は、卵を食べないように除去します。お菓子などの加工品に含まれる場合もあるため、食品表示をしっかりと確認して卵が含まれていない食品を選びます。

除去療法というと、「アレルギー反応が出たら困るから、念のため食べないでおこう」と、つい食べてはいけないものばかり並べがちです。しかし、そうした不安や心配から、食物アレルギーが出現する頻度の多い食物を不要に避けることは、栄養不足につながります。また除去のための負担が増えるだけでなく、その食品に「慣れる」機会を逸することになるのです。

特に乳児から幼児早期のⅠ型食物アレルギーは、成長とともに症状が出なくなり、「以前は食べると必ずアレルギー反応が出たのに、気づいたら食べられるようになっていた」ということも少なくありません。

このように、「以前は食べられなかったものが食べられるようになる」ことを「耐性獲得」といい、一般に、鶏卵、牛乳、小麦、大豆は耐性獲得しやすい食べものと考えられています。

そのためアレルギーの原因となる食べものが確定し、除去療法を開始したとしても、いつまでも同じ程度で除去を続けるのではなく、定期的に医師による検査を受け、原因食物を食べられるようになっているかどうか、見直すようにします。

すなわち、必要最小限度の除去を行うことが重要です。一昔前は「怪しければ全部除去。血液検査で陽性であれば除去」というのが一般的でした。

ちなみに私も幼少期から気管支ぜんそくを患っていたのですが、小学生の頃に医師から「卵と大豆はアレルギーに悪いので除去するように」と指導されました。それからは我が家の事情は一変しました。卵を除去するだけでも大変なのに大豆は想像以上にいろいろな食品に含まれています。醤油さえ使えませんから、私は給食が食べられず毎日弁当を持参する必要がありました。母もとても大変だったと思います。医師が念のため除去と指示するのは簡単ですが、そ

図07 食物負荷試験のフロー

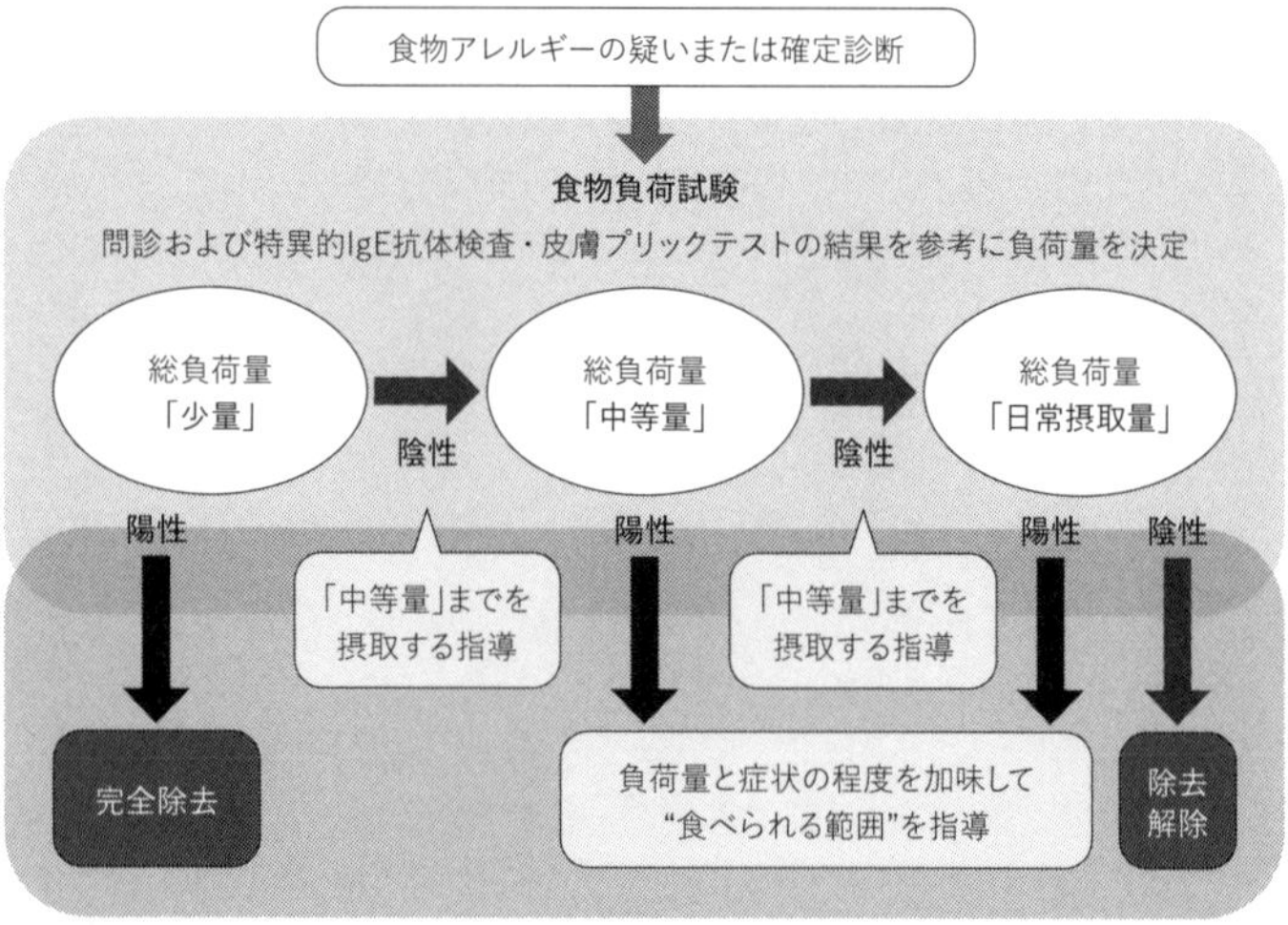

出典：食物アレルギー研究会「食物アレルギーの栄養食事指導の手引き2022」内
「食物経口負荷試験の結果に基づいた患者指導」

れを実施する患者側の負担はとても大きいことを、両方の立場を経験することで実感しました。

例えば卵アレルギーで卵1個は食べられなくても、1gなら食べられることがあります。1gが食べられるということは、ボーロやクッキーなど食べられる加工品はあり日々の食品選択の幅が大きく広がるのです。

また、食物アレルギーは除去するより少しずつでも摂取していくほうが耐性を獲得できることが知られています。

安全性を最優先することが重要ですが、完全除去ではなく安全な量を見つけてその量は摂取していくということが、生活の質（QOL）をより良くするためにも、食物アレルギーを寛解させる意味でも大切です。

そして先に出てきた食物負荷試験ですが、食物アレルギーの有無を調べる以外にも、アレルギーがある食品をどの程度まで摂取できるかを確認するためにも実施されます。

まず少量負荷試験を行い症状が出る「陽性」なら完全除去、症状がない「陰性」なら少量までを家でも無理がない程度に摂取します。続いて中等量の負荷試験を行うことにより徐々に日常摂取量まで増量して除去解除を目指します。

この進め方については、医師の指示に従って安全に配慮して進めていくことが重要です。

(2) 誤食時などにおけるアレルギー症状出現時の対応

除去しなければいけないアレルゲンですが、食品表示などしっかり確認していても、誤って食べる「誤食」は起きてしまいます。そして、重症のアレルギー症状であるアナフィラキシーは生命の危険も伴います。そして、家庭だけでなくむしろレストランなど家庭外でおこることもあり得ます。そのためアレルギー症状が起きたらどう対応するかを主治医と確認することは非常に大切です。

図 08 誤食時の対応表

何らかのアレルギー症状がある（食物の関与が疑われる）｜原因食物を食べた（可能性を含む）｜原因食物に触れた（可能性を含む）

→ 呼びかけに対して反応がなく、呼吸がなければ、心肺蘇生を行う

症状をチェック　5分以内に緊急性が高い症状からチェック

	緊急性が高いアレルギー症状		
全身の症状	□ ぐったり □ 意識朦朧 □ 尿や便を漏らす □ 脈が触れにくいまたは不規則 □ 唇や爪が青白い		
呼吸器の症状	□ 喉や胸がしめつけられる □ 声がかすれる □ 犬が吠えるような咳 □ 息がしにくい □ 持続する強い咳き込み □ ゼーゼーする呼吸	□ 数回の軽い咳	
消化器の症状	□ 持続する強い(がまんできない)お腹の痛み □ 繰り返し吐き続ける	□ 中等度のお腹の痛み □ 1～2回の嘔吐 □ 1～2回の下痢	□ 軽い(がまんできる)お腹の痛み □ 吐き気
目・口・鼻・顔面の症状	上記の症状が1つでも当てはまる場合	□ 顔全体の腫れ □ まぶたの腫れ	□ 目のかゆみ、充血 □ 口の中の違和感、唇の腫れ □ くしゃみ、鼻水、鼻づまり
皮膚の症状		□ 強いかゆみ □ 全身に広がるじんましん □ 全身が真っ赤	□ 軽度のかゆみ □ 数個のじんましん □ 部分的な赤み
		1つでも当てはまる場合	1つでも当てはまる場合

上記の症状が1つでも当てはまる場合

① ただちにエピペン®を使用する
② 救急車を要請する(119番)
③ その場で安静を保つ
④ その場で救急隊を待つ
⑤ 可能なら内服薬を飲ませる
（　　　　　　）

ただちに救急車で医療機関へ搬送

1つでも当てはまる場合（中央の列）

① 内服薬を飲ませ、エピペン®を準備
（　　　　　　）
② 速やかに医療機関を受診(救急車の要請も考慮)
（　　　　　　）
③ 医療機関に到着するまで少なくとも5分ごとに症状の変化を観察

□の症状が1つでも当てはまる場合、エピペン®を使用

速やかに医療機関を受診

1つでも当てはまる場合（右の列）

① 内服薬を飲ませる
（　　　　　　）
（　　　　　　）
② 少なくとも1時間は、5分ごとに症状の変化を観察し、症状の改善がみられない場合は医療機関を受診
（　　　　　　）

安静にし注意深く経過観察

出典：東京都保健医療局「食物アレルギー緊急時対応マニュアル」

図08の表を上から確認していくと間違いがない対応ができます。

まず上からアレルギー症状がある、アレルゲンの原因食物を食べた（可能性を含む）など救護者が呼びかけを行います。その際、反応がなければ心肺蘇生を行います。そうでなければ表の左、緊急性の高いアレルギー症状からチェックします。一つでも当てはまる場合は、左下の行動の欄に表記されているようにアドレナリン自己注射製剤のエピペン®を持っていれば使用し、救急車を呼びます。表の左側の症状がなければ真ん中、右の順に見ていきます。それぞれ当てはまる症状があれば、表の下部にあるとおりに対応します。

アドレナリン自己注射薬（エピペン®）は、アナフィラキシーの治療薬で、過去にアナフィラキシーを起こしたり、アナフィラキシーを起こす可能性があったりする人に処方される薬剤です。

1回使い切りの注射薬で、患者（またはその家族）が緊急的に使用し、医師の治療を受けるまでの間、症状の進行を一時的に緩和します。誤解されがちですが、エピペン®はショックを防ぐための補助治療剤であり、根本的にアナフィラキシーを治療する薬ではありません。

そのため、エピペン®によって症状が改善しても、ただちに医師の診察を受けることが必要です。エピペン®の効果は一般的に10～15分で消失するとされています。その間に医師のもとへ運ぶことが大切です。

エピペン®の中身は、アドレナリンの薬液です。なぜ、アナフィラキシーのときにアドレナリンを注射するのかというと、アドレナリンは心臓の働きを強めたり、血圧を上昇させたり、気管支を拡張したりする働きがあるからです。また、マスト細胞からアレルギー反応の原因となるヒスタミンやロイコトリエン、サイトカインなどの放出を抑えてくれるため、アレルギー反応を速やかにストップすることができます。

エピペン®は注射針一体型の注射器で、針が外から見えない筒のような形状をしています。注射する場所は太ももで、オレンジ色の先端を太ももの前外側に強く押し付けるだけでバネの力が働いて、内蔵された薬液が筋肉の内部に注射される仕組みになっています。

太ももに注射するのには理由があり、太ももの前外側は筋肉の量が多く、太い血管や神経からも遠く離れているからです。そのため誰でも安全に注射することができ、打ち間違いが少ないのです。肩やおしりなど、ほかの場所に注射すると効果が落ちたり、効き目が出現するスピードが遅くなったりするといわれています。

エピペン®には患者の体重に応じて2種類の剤型があり、体重30キログラム以上の場合には0・3ミリグラムの薬剤を内蔵した黄色の製剤が、体重15キログラム以上30キログラム未満の場合には0・15ミリグラムの緑色の製剤が処方されます。

小学生高学年以降になれば自分で注射できるようになると思われますが、幼児のうちは保護者が注射をすることが多くなります。そのため、いざというときの対応をあらかじめ頭に入れておくことが大切です。

①子どもを仰向けに寝かせる。嘔吐している場合には吐瀉《としゃ》物で窒息しないように顔を横へ向ける。足を30センチほど高くすると血圧が安定する
②エピペン®の青い安全キャップを外す
③子どもの足を押さえながら太ももの前外側に垂直になるように当てる
④「カチッ」と音がするまでオレンジ色の先端を強く押し続ける
⑤太ももに押し付けたまま数秒間待って、エピペン®を太ももから抜き取る

なお、注射後はすぐに救急車を呼んで医師による診察を受けます。そのときに、エピペン®を使用したことを報告するのを忘れないようにします。

いざ、エピペン®が必要なときには気が動転して、頭が真っ白になってしまうということも少なくありません。エピペン®には練習用のトレーナーが付属しているので、それを使って日頃から練習しておくことが有効です。

またエピペン®には使用期限が定められているため、期限が切れる直前に未使用のものを医

療機関へ持っていき、新しいエピペン®を処方してもらうことも大切です。

エピペン®を処方されたら自宅ではいつでも使えるように、手の届くところに置いておくことが重要です。また出先でアナフィラキシーが起きたときに備え、外出時にも携帯します。

2. アトピー性皮膚炎

アトピー性皮膚炎とは、かゆみを伴う湿疹ができ、慢性的に良くなったり、悪くなったりを繰り返す疾患のことをいいます。

①症状

アトピー性皮膚炎を発症すると、主に以下のような症状が出現します。

- 皮膚が赤くなり、ブツブツができる
- カサカサと乾燥して、皮膚がむける
- かさぶたができる
- 強いかゆみを伴う皮疹ができる
- 皮膚がジクジクして液が出る

図09 皮疹があらわれやすい部位

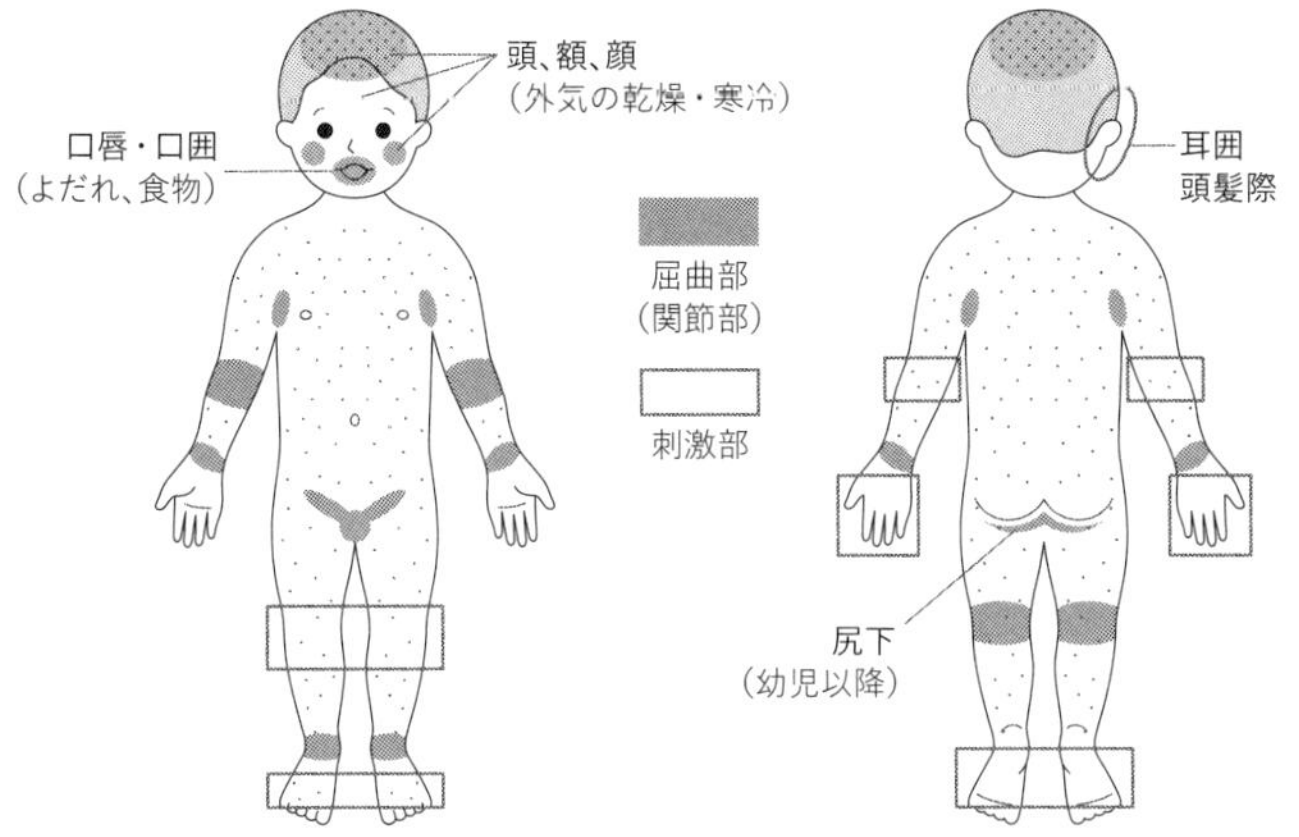

出典：一般社団法人日本アレルギー学会・厚生労働省「アレルギーポータル」

こうした湿疹は体の左右対称に現れることが多く、特に、顔、首、頭、肘、膝、おなかや胸から背中にかけてといった場所に目立ちます。

強いかゆみを伴う皮疹が生じると、皮膚のバリア機能が低下し、普段なら何も感じないようなわずかな刺激でさえ、かゆみを強くする原因になります。

過剰に掻くことが原因で皮膚が傷つくと、皮膚にひどい炎症が起こり、さらに皮疹（皮膚に現れる病変）を悪化させるという悪循環をたどることも少なくありません。このように、過剰に掻くことが原因で炎症が起きることを「かき壊し」といいます。

②アトピー性皮膚炎が起きるメカニズム

アトピー性皮膚炎とは、文字どおり、皮膚の内部で「炎症」が起きている状態のことをいいます。健康的な皮膚にはバリア機能が備わっており、外からの刺激や雑菌などの外敵が皮膚の内部に侵入しないよう、守っています。同時に、皮膚の内側から水分などが漏れないように守る役割も担っています。

皮膚は外側から表皮、真皮、皮下組織という3層構造になっており、バリア機能を担うのは、最も外側にある表皮の表面にある角層です。

健康的な角層は、皮脂膜、天然保湿因子、細胞間脂質という3つの保湿因子を持っています。これらの保湿因子は角層の水分蒸発を防ぐ「蓋」の役目をしたり、雑菌や外的な刺激などから肌を守ったり、皮膚に生息している常在菌のバランスを良い状態に保ったりする役割を担っています。

しかしアトピー性皮膚炎の人は皮膚のバリア機能が弱く、これらの保湿因子が少なくなっています。そのため皮膚内部の水分がどんどん蒸発して乾燥したり、雑菌や外的刺激などが皮膚の内部に侵入しやすくなったりしてしまいます。

雑菌や外的刺激などが侵入すると、体のなかでは免疫システムが作動し、それらを体の外へ追い出そうとする働きが強くなります。そして、ヒスタミンを放出して炎症が起こります。その結果、かゆみや発疹などの症状が起きるのです。

さらに、かき壊しによりバリア機能が低下した皮膚はとてもセンシティブになっており、ちょっとした刺激にもすぐに反応してしまいます。その結果、「かゆい→かき壊す→さらに皮膚のバリア機能が低下する→ますます雑菌や外的刺激が侵入しやすくなる」という悪循環を引き起こしてしまうのです。

なぜ、「皮膚のバリア機能が低下するのか？」ということについては、さまざまな研究が行われています。

生まれつき、皮膚のバリア機能に障害があったり、免疫調節機能にトラブルがあったりするなど、遺伝的な素因が関係していることもあります。特に、アトピー性皮膚炎の場合、皮膚内部の炎症が鎮まっているときでも、角質の保湿成分が不足しているという報告があります。そのためアトピー性皮膚炎の人は、生来、セラミドや天然保湿因子が不足しているのではないかと考えられています。セラミドとは、皮膚（角層）にもともと存在する保湿成分のことです。

そのほかにも、アトピー性皮膚炎を悪化させる要素として、環境因子が考えられます。これは「アレルギー因子」と「非アレルギー因子」に分類され、以下のようにまとめられます。

図10 アトピー性皮膚炎のかゆみを引き起こす主な刺激

- 掻破《そうは》
- 発汗
- 高すぎる室温
- 空気の乾燥、高すぎる湿度
- ホコリ、汚れ
- 衣類の刺激（毛羽だった繊維や、硬い繊維など）
- 暑すぎる風呂（特にイオウ温泉）
- 海水
- 化粧品
- 石鹸、洗剤、シャンプー、リンスなど
- 動物の毛、昆虫
- 植物、花粉
- 強い日光
- 精神的緊張、ストレス
- 不適切な外用薬の使用

出典：認定NPO法人アレルギー支援ネットワーク「アトピー性皮膚炎の要因（どうしてなるのか）」

○アレルギー因子

食物、ダニ・ハウスダスト、花粉、スキンケア製品、化粧品など

○非アレルギー因子

汗、乾燥、化学的刺激、物理的刺激、ストレス、細菌・真菌など

特に、ひととおり治療を行ってもなかなか良くならない場合には、これらの環境因子に目を向ける必要があります。注意したいのは、年齢によって関係する環境因子が異なるということです。乳幼児では食物アレルゲン、それ以降ではダニやハウスダストなどの環境アレルゲンが関係していることが多く、アトピー性皮膚炎の治療では幅広い視野が必要になります。

また、アトピー性皮膚炎のかゆみを引き起こす刺激にはさまざまなものがあり、生活のなかでは極力、これらを排除することが必要です。

代表的なものには、図10のような刺激があります。

さらに、チョコレート、ピーナッツ、タケノコ、イチゴ、ホウレンソウ、ナス、リンゴ、サバ、カレー、クルミ、唐辛子などの食物でも刺激を受けることがあります。

③確定診断

アトピー性皮膚炎というと、「耐えられないほどのかゆみ」というイメージが強いかもしれませんが、正確には、「かゆみのある湿疹ができる」だけではアトピー性皮膚炎とはいいません。アトピー性皮膚炎の確定診断においては、世界的に、UKWP（The U.K. Working Party）の診断基準が用いられています。

UKWPの診断基準

大基準⑴と小基準⑵を3項目以上満たすものをアトピー性皮膚炎と診断する。

(1)皮膚がかゆい状態である。

または、両親から子どもが皮膚を引っかいたり、こすったりしているという報告がある。

(2)①これまでに肘の内側、膝の裏、足首の前、首の周り（9歳以下は頬を含む）のどこかに皮膚のかゆい状態がでたことがある。

②ぜんそくや花粉症の既往がある。または、一親等以内にぜんそく、アレルギー性鼻炎、アレルギー性結膜炎、食物アレルギー、アトピー性皮膚炎などのアレルギー疾患の既往がある。

③過去12カ月の間に全身の皮膚乾燥の既往がある。

④関節の内側の湿疹（3歳以下は頬・おでこ・四肢外側を含む）が確認できる。

⑤1歳以下で発症している（3歳以下にはこの基準を使わない）。

重要なのは、小基準(2)の②です。このような条件を満たすことを「アトピー素因」といい、アレルギー反応の原因となる特異的ＩｇＥ抗体をつくりやすいという特徴があります。アトピー性皮膚炎の患者の多くは、アトピー素因を持っているという報告があります。

例えばかゆみを伴う湿疹ができる疾患に接触皮膚炎や単純性痒疹《ようしん》、皮脂欠乏性皮膚炎などがありますが、多くの場合、これらの患者にはアトピー素因が認められません。そのため、「皮膚のかゆみが繰り返す＝アトピー性皮膚炎」とは断定することができません。

④重症度

アトピー性皮膚炎の重症度は、皮疹がどれくらい広い範囲で見られるかによって判断します。

軽症　面積にかかわらず、皮膚に軽度の赤みや乾燥だけが認められる
中等症　強い炎症を伴う皮疹が体表面積のおよそ10％未満に認められる
重症　強い炎症を伴う皮疹が体表面積のおよそ10～30％未満に認められる
最重症　強い炎症を伴う皮疹が体表面積の30％以上に及ぶ。皮疹は面積より個々の皮疹の重症度が重要視される

このほか、炎症の強さで重症度を判別することもあります。

軽微　炎症症状に乏しく乾燥症状主体
軽症　乾燥および軽度の紅斑、鱗屑《りんせつ》などを主体とする
中等症　中等度までの紅斑、鱗屑、少数の丘疹、掻破痕などを主体とする
重症　高度の腫脹／浮腫／浸潤ないし苔癬《たいせん》化を伴う紅斑、丘疹の多発、高度の鱗屑、痂皮《かひ》の付着、小水疱《すいほう》、びらん、多数の掻破痕、痒疹結節などを主体とする

アトピー性皮膚炎の治療においては、重症度を正しく認識することが重要です。特に、治療法を選択する際には皮疹の重症度が重要であり、例えば、症状が見られる範囲が狭くても、皮膚が腫れてジクジクとした液がにじみ出ている状態であれば重症とみなし、強力な外用薬を用いることがあります。

反対に、全身に湿疹が見られても、それほど炎症の症状はひどくなく、赤くなってカサカサ乾燥している程度であれば、治療の強度は低くなります。

アトピー性皮膚炎の症状には、「皮膚がカサカサ乾燥している程度」といった軽微なものから、「ジクジクとした液が浸潤している」「小水疱やびらんが生じている」など重症のものまで、さまざまなステージがあります。皮膚の症状は常に一定ではなく、悪化要因が加わることで重症度が増すこともありますし、反対に、コントロールがうまくできていれば症状が軽くなることもあります。

そのため症状の軽減を目指すには、適切な治療を続けながら細かく重症度をチェックし、適宜、最適な治療法を選択し直す必要があります。

⑤治療法

「アトピー性皮膚炎を発症すると、一生治らない」「死ぬまで付き合っていかなければならない疾患だ」という認識を持っている人も多いと思います。

しかしこれは誤りです。

確かに、アトピー性皮膚炎の治療は難渋することが多く、一時的に症状が良くなっても皮膚の下では炎症という火種がくすぶっており、そのため、ちょっとしたきっかけでまた炎症がひどくなってしまうことも少なくありません。

適切なタイミングで正しい治療を始めることで、症状がコントロールされた状態を長く維持することができますし、その結果、アトピー性皮膚炎特有の症状がなくなる「寛解」を期待することもできます。

ただし、「寛解」は「治癒」とは異なり、病気が完全に治ったということではなく、病気による症状が消失した状態のことを意味します。そのため、なんらかのきっかけで再び症状が出現する可能性は、決してゼロではありません。

そのためアトピー性皮膚炎の治療は、以下の2つを目標として進められます。

(1)症状がないかあっても軽く、日常生活に支障がなく、薬物療法もあまり必要としない状態に到達して維持すること

(2)軽い症状は続くけれども急激に悪化することはまれで、悪化しても症状が持続しないこと

研究によると、年齢とともにある程度の割合で寛解が見られることが分かっており、特に、症状が軽ければ軽いほど、寛解する確率も高まることが分かっています。

一般に、アトピー性皮膚炎の治療は「スキンケア」、「薬物療法」、「悪化因子の検索と対策」という3本柱で行われます。

1．スキンケア

スキンケアで重要なのは、皮膚を清潔にして、積極的に保湿することで皮膚のバリア機能を保つことです。私は患者に「洗って保湿」と説明しています。

まず、シャワーや入浴などによって皮膚の汚れや汗、細菌などによる症状の悪化を防ぎ、皮膚の清潔を保つことは非常に重要です。

適切な皮膚の洗い方のコツ

○よだれや汗は、できるだけ早く洗い流すか、濡れた柔らかいタオルなどでふき取る。
○お湯の温度は、皮膚バリア機能を保つために38～40℃がよい。
○石鹸・洗浄剤に含有される色素や香料などの添加剤は、皮膚への刺激となる可能性もある。
○石鹸・洗浄剤は、低刺激・低アレルギー性のものや、色素や香料などの添加物が少ないもの、刺激がなく使用感が良いものを使用する。また、洗浄後に乾燥が強いものも避ける。
○石鹸・洗浄剤は、よく泡立てて皮膚を傷つけることがないようにして、皮膚の汚れを落とす。また、石鹸・洗浄剤が皮膚に残らないように十分にすすぐ。

洗浄のあとは皮膚の乾燥を防ぐために保湿外用剤を用いたスキンケアも大切です。アトピー性皮膚炎は皮膚のバリア機能が低下しているため乾燥肌になり、さらに、炎症が生じると皮膚のバリア機能がますます低下し、より一層、皮膚の乾燥が進んでしまいます。

そうした悪循環を断ち切るためにも保湿外用剤をしっかり塗布することが必要です。アトピー性皮膚炎に対する保湿外用剤としては、白色ワセリン、尿素製剤、ヘパリン類似製剤が多く用いられています。市販の保湿剤ももちろん使って構いません。特に医療用では配合されていない「セラミド」はとても優秀な保湿因子です。どの保湿剤を選ぶかよりも、肌に合った保湿剤をしっかり塗布することが大切なのです。

図11 使用量FTU

（1FTU=0.5g：口径5mmチューブの場合）

小児	顔&首	両腕	両足	胴体（前面）	胴体（背面）	全身
3～6カ月	1	2	3	1	1.5	8.5
1～2歳	1.5	3	4	2	3	13.5
3～5歳	1.5	4	6	3	3.5	18
6～10歳	2	5	9	3.5	5	24.5
成人	**顔&首**	**両腕**	**両足**	**胴体（前面）**	**胴体（背面）**	**全身**
	2.5	8	16	7	7	40.5

出典：一般社団法人日本アレルギー学会・公益社団法人日本皮膚科学会「アトピー性皮膚炎診療ガイドライン2021」を改変

保湿剤をはじめ外用剤は塗り方が非常に重要です。外用剤の使用量の目安にFTU（フィンガーチップユニット）という単位を使います。

軟膏・クリームの場合、成人の人差し指の先端から1つ目の関節の長さまで出した量が約0・5gに相当し（チューブの穴の直径が5㎜程度の場合）、これを1FTUと呼びます。1FTUで、成人の手の面積約2枚分に塗ることができます。

ローションの場合は、1円玉大が1FTU（約0・5g）となります。フォームの場合は、製品のキャップ大に噴出した泡の量が2FTU（約1・0g）となります。

ＦＴＵを目安に、医師に指示された量をきちんと塗ることが大切です。

塗り方のコツ

①薬を塗る前には、手を清潔にする。

②手のひらを使って、こすらずに、優しく塗り広げる。
ゴシゴシ強くすりこむと、皮膚を傷つけバリア機能を低下させることになる。

③入浴後は、できるだけ早く保湿する。

通常、皮膚の水分量は、入浴後10分程度で蒸発して入浴前の水分量に戻りますが、アトピー性皮膚炎の人は、皮膚の皮脂や角層の保湿成分等が流れ出てしまい、入浴前より乾燥してしまいます。保湿剤を用いて補完することが重要です。

2. 薬物療法

つるつる・すべすべになるまで十分な抗炎症外用剤を塗ります。

スキンケア（洗って保湿）は皮膚バリアを保つために基本的なケアです。しかし、いったん湿疹ができてしまうと「洗って保湿」だけでは対応できません。アトピー性皮膚炎の患者の皮

図12　ステロイド外用薬の使用例

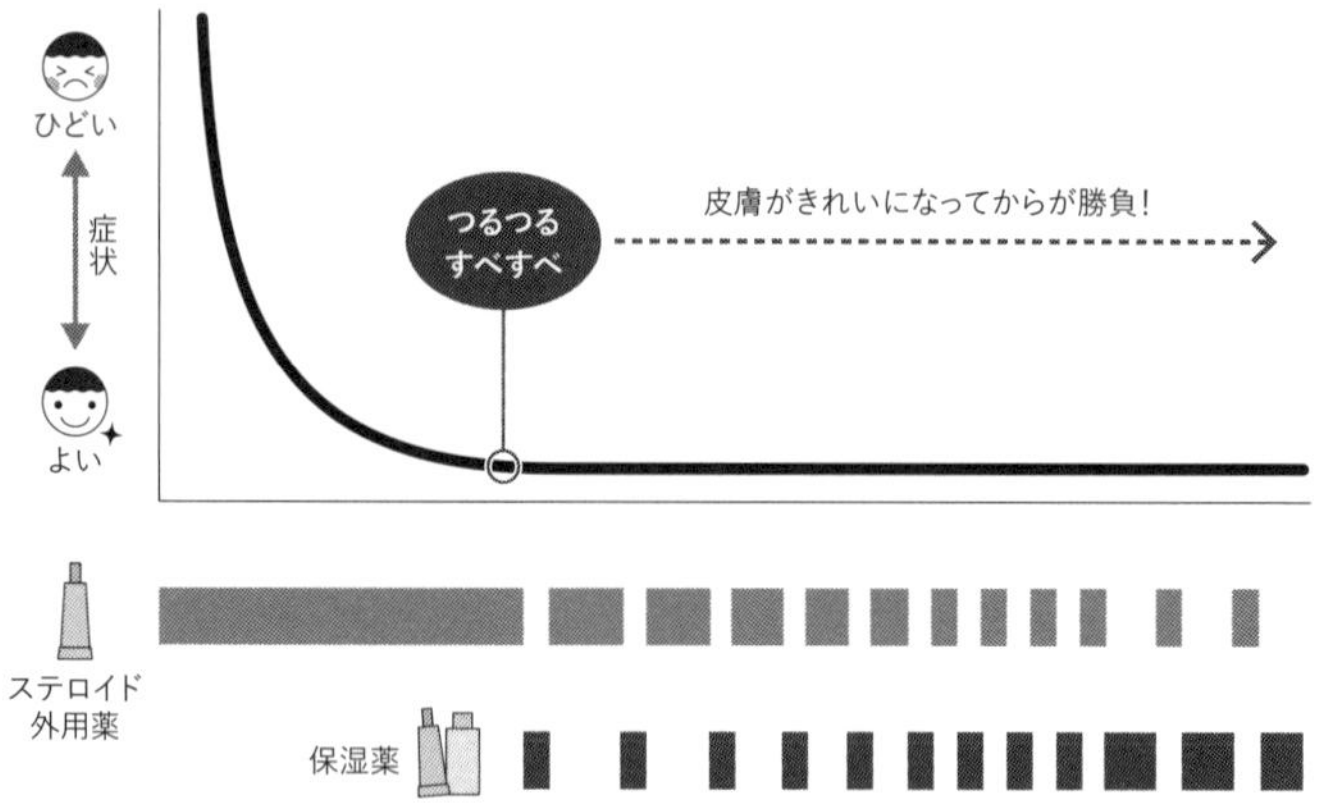

出典：「ぜん息悪化予防のための小児アトピー性皮膚炎ハンドブック」

膚では炎症が起こっています。この炎症の影響で皮膚バリアが破壊され、湿疹ができてかゆみが生じます。アトピー性皮膚炎の治療で重要なのは、徹底的に炎症を抑えるということです。

よくアトピー性皮膚炎の炎症は火事に例えられます。火事が起こっていると家（＝皮膚）が壊れます。火を消すために水（＝ステロイドなどの抗炎症外用剤）をしっかりかけないと火は消えません。また見た目に火が消えたようにみえても、下には火がくすぶっているので水をかけるのをやめるとまた火が燃え盛ってしまいます。これと同様に炎症は簡単には消えないので、はじめにしっかり抗炎症外用剤を使って炎症を鎮めて、その後徐々に緩めていくのが理想です。

湿疹は赤くて、ザラザラしています。抗炎症外用剤を使うと赤みは消えますが、まだザラザラは残っている状態となります。そこで多くの人は抗炎症外用剤を塗らなくなりますが、まだ火がくすぶっている状態なので、塗るのをやめるとぶり返してしまいます。正しい塗り方は、ザラザラになった状態でも抗炎症外用剤を使って、「つるつる・すべすべ」になるまで塗り続けることです。

アトピー性皮膚炎に対する薬物療法では、主に以下の薬剤が使用されます。

(1) ステロイド外用薬

皮膚の内部で起きている炎症を鎮静させます。炎症を抑える強さによって、①ストロンゲスト、②ベリーストロング、③ストロング、④ミディアム、⑤ウィークと、強い順に①から⑤まで、５つのランクに分類されています。薬剤にはクリーム、ローション、テープなどがあります。

(2) カルシニューリン阻害外用薬（タクロリムス軟膏：商品名プロトピック®）

図13 ステロイドの強さ

ステロイドの強さ		主な商品名（五十音順）
強	Ⅰ群 strongest	ジフラール　ダイアコート　デルモベート
↑	Ⅱ群 very strong	アンテベート　シマロン　テクスメテン　トプシム　ネリゾナ　パンデル　ビスダーム　フルメタ　マイザー※　リンデロンDP
	Ⅲ群 strong	アドコルチン　エクラー　ザルックス　フルコート　プロパデルム　ベトネベート　ボアラ　メサデルム　リンデロンV
↓	Ⅳ群 medium	アルメタ　キンダベート　ケナコルトA　リドメックス※　レダコート　ロコイド
弱	Ⅴ群 weak	プレドニゾロン

◎ステロイド外用薬は、上の表のように、強いものから順にI群～V群の5段階に分類されています。
◎※のついている薬は他の群に分類される場合があります。

出典：「ぜん息悪化予防のための小児アトピー性皮膚炎ハンドブック」より作成

アトピー性皮膚炎に対する治療薬として1999年に登場した、比較的新しい薬剤です。特に、顔の皮疹に対して多く用いられ、ステロイド外用薬のミディアムクラス以上の有用性があるとされます。

(3) JAK阻害外用薬（デルゴシチニブ軟膏：商品名コレクチム®）

2020年に登場した、アトピー性皮膚炎治療の新薬です。「炎症を起こせ」という誤った情報の伝達において重要な役割を果たすJAKという酵素の働きを抑制することで、免疫の過剰な活性化を抑え、症状を改善させます。

図14 リアクティブ療法とプロアクティブ療法

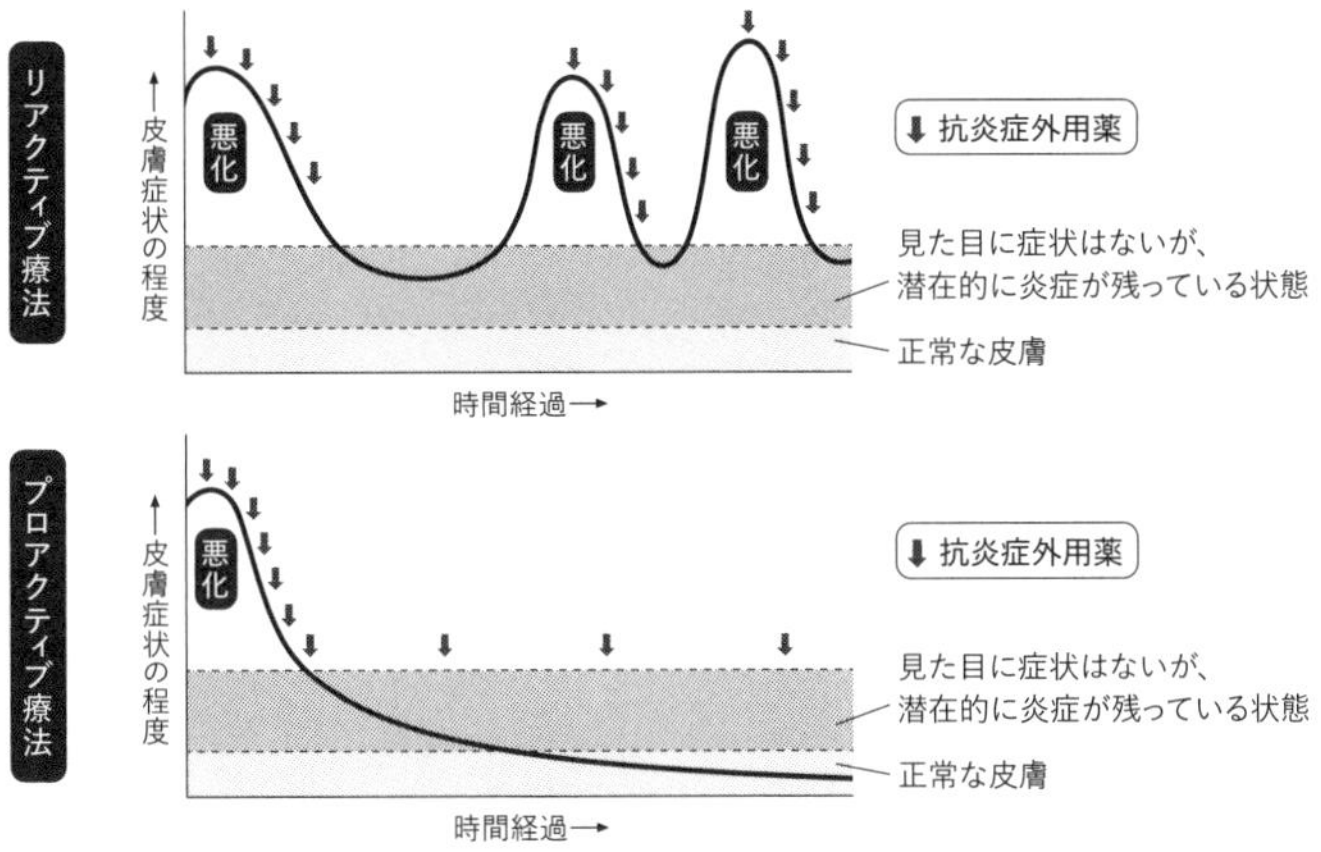

出典：一般社団法人日本アレルギー学会・公益社団法人日本皮膚科学会
「アトピー性皮膚炎診療ガイドライン2021」

(4)外用PDE4阻害薬（ジファミラスト：商品名モイゼルト®）

2022年に登場した、アトピー性皮膚炎の新薬です。アトピー性皮膚炎患者の皮膚で起こっている炎症を引き起こす物質、サイトカインを抑える働きをもつジファミラストにより炎症を抑え症状を改善させる外用薬です。

現在、多くの製薬会社はアトピー性皮膚炎の治療薬開発を積極的に進めています。その結果、異なるメカニズムを持つ新薬が次々と登場したことにより、治療の精度が高まりました。

ただし、薬剤を使用する際には経験豊富な医師による指導を受け、厳格に指示を守ることが重要です。「症状が改善された」と思っても、実は、皮膚の内部では炎症の火種がくすぶっていることも多いため、自己判断で薬剤の使用を中断するのは大変危険です。

アトピー性皮膚炎の外用療法には、プロアクティブ療法とリアクティブ療法の2種類があります。プロアクティブ療法は、皮膚炎がひどくなったときだけでなく、消失後も定期的にステロイド外用薬を使用し、再発を防いで最終的に保湿剤のみで維持していく治療です。リアクティブ療法は、皮膚炎がひどくなったときにだけステロイド外用薬を塗布し、消失後は保湿剤のみで維持、再発があった場合に再びステロイド外用薬を使用する治療です。どちらにするかは医師と相談のうえ、決定します。

3. 悪化因子の検索と対策

アトピー性皮膚炎では皮膚のバリア機能が低下しているため、健康であればなんでもないようなことが刺激となり、症状を悪化させることがあります。寝具の防ダニ対策やエアコンのカビホコリ対策をしっかり行うとともに、ぬいぐるみやカーペットなどは極力避けるなど、室内での対策も大切です。

日焼けは症状の悪化因子ですので、肌に優しい日焼け止めを使用します。また、汗をかくことは良いことですが、放っておくと汗により湿疹が悪化しますので汗をかけばこまめに拭く、夏であれば頻回にシャワーで洗い流すのがおすすめです。

掻いてしまうことはアトピー性皮膚炎の悪化因子です。ただ、子どもに「掻くな」と言っても意味がありません。まずは抗炎症外用剤の使用をしっかり行うことを優先します。見た目はきれいでも、かゆみがあるのであれば抗炎症外用剤を使うべきです。また、掻いてしまってもあえてそのことを無視して構いません。子どもが掻くたびに注意をしていると、掻くことで大人の注意を引けると学習してしまい、かえってその行動が強化されてしまうことがあります。

3．気管支ぜんそく

気管支ぜんそくとは、「気道に炎症が起こることで、咳、痰、息苦しさ、喘鳴《ぜんめい》（呼吸するときにゼーゼー、ヒューヒューという音が出る）、胸苦しさなどの症状が現れる病気」と定義されています。

一般的に、気管支ぜんそくは診断された年齢によって「小児ぜんそく」と「成人ぜんそく」に分類されており、それぞれ発症の原因が異なります。

小児ぜんそくの場合はダニや花粉などのアレルゲンがきっかけとなって気道に炎症が起こるアレルギー性のものが多く、一方、成人の場合にはアレルゲンを特定することができない非アレルギー性のものが多いとされています。

ただし、気管支ぜんそくの病態は小児も成人もほぼ同じであり、気道の炎症が原因となって気管支ぜんそくが発症していることに変わりはありません。

①症状

気管支ぜんそくを発症すると、主に以下の症状が出現します。

- 激しく咳き込む
- 息を吐きにくくて息苦しくなる
- 呼吸時にゼーゼー、ヒューヒューという音がする
- 特に夜間や早朝に咳などの症状が出る
- 食事がうまくできない
- 激しい咳や息苦しさで、夜、眠れないことがある
- 走ったり運動したりしたあと、息苦しくなる

・胸の痛みや喉の違和感を覚えることがある

激しく咳き込むのは気管支ぜんそくの代表的な症状ですが、もう一つ、重要なものに喘鳴という症状があります。

これは、呼吸をするときに「ゼーゼー」「ヒューヒュー」という音がすることで、特に小児の場合には気道が狭いため、呼吸に伴い、このような音が聞こえることが少なくありません。

気管支ぜんそくの発作が多く出るのは夜間から早朝にかけてですが、そのほか、以下のようなシーンに症状が出現しやすくなります。

・季節の変わり目など、気温差が激しいとき
・天気が良くないとき、変わりやすいとき
・疲れているとき
・風邪をひいたとき

・発作を引き起こす刺激に触れたとき（たばこの煙、線香の煙、強い臭いなど）

正しい治療を行わずに気管支ぜんそくを放置していると、繰り返し、発作が起きやすくなります。その結果、気道の炎症はますますひどくなり、わずかな刺激にも反応しやすくなって、常に息苦しさや激しい咳を引き起こすことになります。

また、小児では特にウイルス感染、つまり風邪をひいたことがきっかけになって症状が悪化することが多いので、風邪を引いたなと思ったら呼吸症状にも気をつける必要があります。

気管支ぜんそくの大きな発作が起きると気道が塞がって、呼吸ができなくなり、致命的な事態になることもありますから、医師の指示に従って炎症を鎮める薬を忘れずに服用して気管支ぜんそくの発作を予防する治療が必要です。

気管支ぜんそくの発作は程度によって小発作、中発作、大発作という3段階に分類されます。最も重症度の高い大発作がさらに進めば気道が塞がれて呼吸ができなくなり、意識が低下し、場合によっては死に至ることもあります。

かつての日本では気管支ぜんそくにより亡くなる人も多く、戦後の一時期には年間１０００人を超え、当時増えつつあった交通事故の死亡者数と肩を並べたこともありました。しかしその後、治療法が改善されたり、患者教育が進んだりしたこともあって、気管支ぜんそくによる死亡例は激減し、１９９６年以降、減少の一途をたどっています。小児ぜんそくはさらに低下し２０１７年にはゼロになりました。

とはいえ、まだまだぜんそくは解決された病気ではありません。小児においては特に死に至ることはほとんどなくなったとはいえ、コントロール状態が不十分で大発作の末に急性呼吸不全を引き起こすこともありますから、医師による適切な治療を継続することが必要です。

②気管支ぜんそくが起きるメカニズム

気管支ぜんそくは、気道に慢性的な炎症が起きることによって発症します。特に、小児に多いアレルギー性の気管支ぜんそくは、特定のアレルゲンを体内に取り込むことによって起こります。

このアレルゲンに抗体がくっつき、次々と免疫細胞が反応すると、気管支に炎症が起こります。すると気管支の内腔が狭くなって空気の通路が細くなり、呼吸のたびにヒューヒューと音がしたり、息苦しくなったりします。この状態を、気管支ぜんそくといいます。

気管支ぜんそくを発症すると、激しい咳などの症状がないときでも気道では炎症が起こっています。気道の上皮は剥がれ落ちて敏感になっており、粘膜もむくんでいて、気道が狭くなっています。

そこになんらかの刺激が加わると、炎症がひどくなってさらに気道は狭くなり、痰などの分泌物が増加します。そのため、呼吸が苦しくなって喘鳴が聞こえたり、激しく咳き込んだりするのです。

気管支ぜんそくの発作は、主に以下のものが原因となり出現します。

(1) アレルゲン

・ダニ
・ハウスダスト
・ペットの毛やフケ
・花粉
・真菌（カビ）

図15 気管支ぜんそくが起きるメカニズム

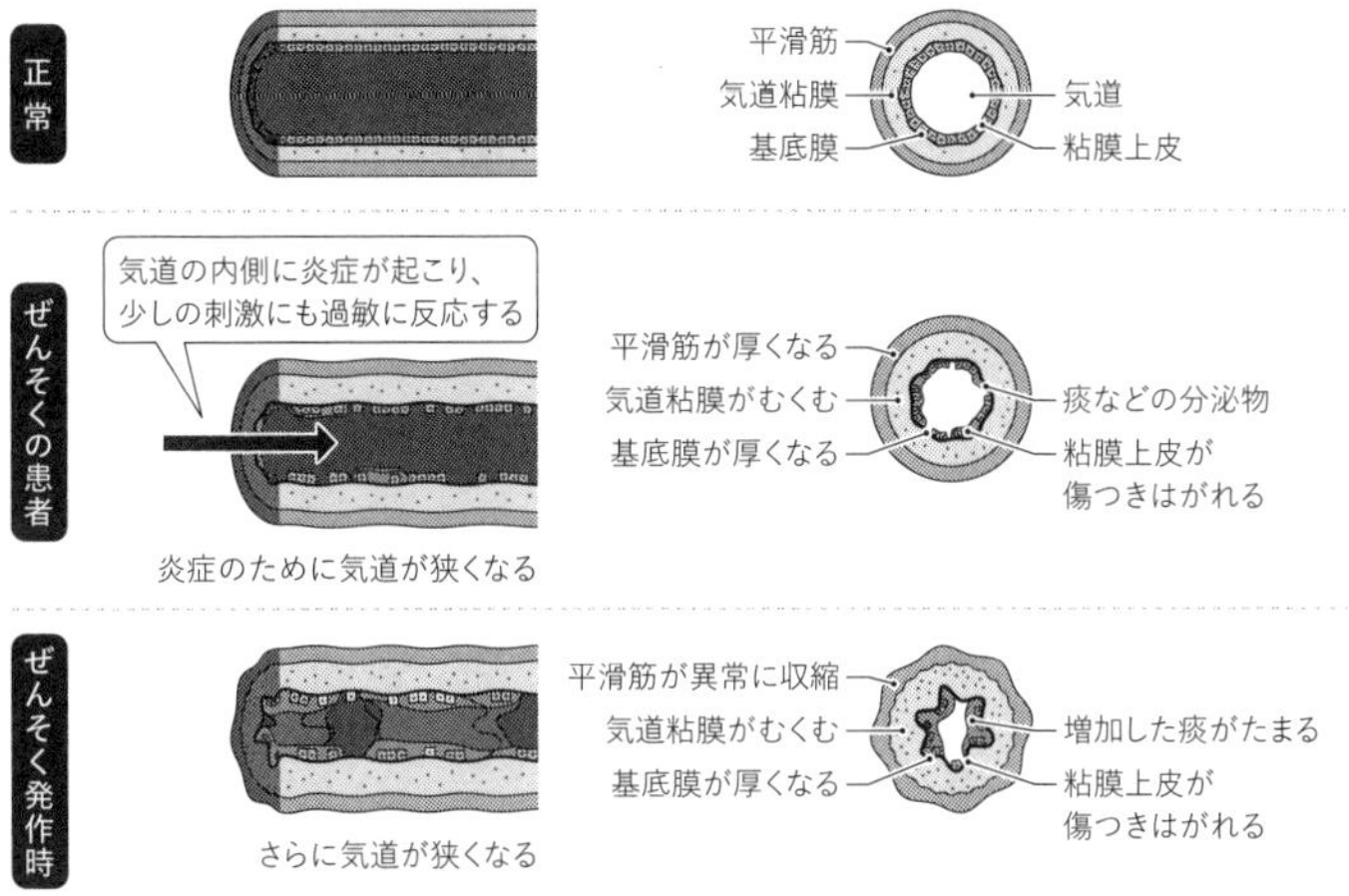

出典：一般社団法人日本アレルギー学会・厚生労働省「アレルギーポータル」

(2) アレルゲン以外

・たばこ
・風邪、感染症
・運動
・汚れた空気
（排ガス、光化学スモッグなど）
・天気や気圧の変化
・過労、ストレス
・薬（解熱剤や鎮痛剤）

③確定診断

気管支ぜんそくは見つかりにくい疾患です。ぜんそくの症状（喘鳴や咳が続く）が繰り返され、小児では多くの子がアトピー素因（アレルギー疾患が起きやすい素因）があり、ほかの病気（気管支異物や先天的な奇形など）がないことを総合的に判断して医師はぜんそくと診断しています。まず重要なのは問診です。

どのような症状が現れているのか（咳、痰、息切れ、喘鳴など）、いつから症状が出現しているのか、どのくらいの頻度で発作が起きるか、どんなときに発作が起きるか、発作の程度はどれくらいか（息ができない、話すことができない、寝ていられない、など）を正確に医師に伝えることが、気管支ぜんそくの診断では重要です。

また、両親、兄弟姉妹、祖父母にアレルギーがあるかどうか、家族が喫煙しているかどうか、ペットを飼っているかどうかなども、気管支ぜんそくの診断には有効です。

そのほか、重症度を判定したり、ほかの病気と鑑別したり、合併症を起こしていないか確認したりするために、必要に応じて図16のような検査を行います。

そのほか、必要に応じて心電図検査や心エコー検査、胸部ＣＴ検査、気管支鏡検査などを行うことがあります。特に年少児は呼吸機能検査などが難しいこともあり、ぜんそくの薬を投与してみて効果があるかを判断する「診断的治療」もよく用いられます。

図16 さまざまな検査

血液検査	アレルギー体質があるかどうか、どのアレルゲンに対してアレルギー反応が起こりやすいかを確認する
皮膚反応テスト	血液検査と同じく、アレルゲンを確認するために行うテスト 疑いのあるアレルゲンのエキスを直接皮膚につけ、反応を観察する
呼吸機能検査	スパイロメータという機器を使う 気道がどのくらい狭くなっているのかを数値やグラフで示す
気道過敏性テスト	気道を刺激する薬剤を用いて、気道の反応を調べる ぜんそくが重症であるほど、気道の過敏性が高くなり、少量の薬剤で反応する
呼気中一酸化窒素濃度（FeNO）測定検査	吐く息に含まれる一酸化窒素の量を測定し、気道に起きている炎症の状態を推察する
胸部X線検査	肺をレントゲン撮影することで、ほかの呼吸器疾患がないか、肺炎などの合併症が起きていないか確認する

④重症度

気管支ぜんそくの重症度は症状が現れる頻度とその強さで分類することができます。

一般には、軽症間欠型、軽症持続型、中等症持続型、重症持続型の4段階に分けられ、ほかのアレルギー疾患同様、重症度によって出現する症状も違えば、治療法も異なります。

そのため、症状をきちんとコントロールするには正しく重症度を見極め、それに合った薬の種類や分量を決定する必要があります。

⑤治療法

気管支ぜんそくの治療は、「気道のアレルギー性の炎症を鎮める治療（抗炎症治療)」「気管支ぜんそくの発作を治す治療(発作治療)」、そしてダニやホコリを減らす「環境整備」という3種類に分類されます。

まず、「気道のアレルギー性の炎症を鎮める治療(抗炎症治療)」とは、気管支の状態を良くして発作が起こらないように、長期にわたって予防的に行う治療のことです。これには長期管理薬(コントローラー)と呼ばれる薬が用いられます。吸入ステロイド薬や長時間作用性$\beta 2$刺激薬、吸入ステロイド薬と長時間作用性$\beta 2$刺激薬配合剤、ロイコトリエン受容体拮抗薬などの治療薬は基本的に予防的な治療ですので、ぜんそく症状がなくても毎日使用します。

それから「気管支ぜんそくの発作を治す治療(発作治療)」は発作が起きたとき、ただちに症状を鎮めるために行う治療のことです。これは狭くなった気道を広げることを目的に、短時間作用性$\beta 2$刺激薬など、即効性のある薬剤が用いられます。発作治療の薬剤(リリーバー)は、抗炎症治療と異なり、発作が起きたときだけ使用します。

これらの薬剤を使用するのと同時に、気管支ぜんそくの治療では環境整備も重要です。特に、ダニやホコリなどのアレルゲンは気管支への刺激となり、気管支ぜんそくの発作を引き起こす原因となりますから、こまめに掃除をするなど、悪化因子を生活から遠ざけることが大切です。

現在、気管支ぜんそくに対する治療薬の開発は急速に進んでおり、抗炎症治療も発作治療も、さまざまな薬剤の選択肢があります。しかし根本的に気管支ぜんそくを治す薬剤はいまだ開発されておらず、残念ながら根本的に完治させることは困難といわざるを得ません。

適切な治療薬を正しく使用することで、発作が起こらない状態を長期にわたってキープすることはできます。

気管支ぜんそく治療の目的は、「二度と発作が起きないようにすること」ではなく、「発作が起こらないようになり、健康な人と変わらない生活を送ること」です。さらに、特に小児では将来的に呼吸機能が低下した「悪い肺」にならないようにするということが重要です。ぜんそくは慢性的に気道の炎症がある状態ですが、この状態が持続すると「気道のリモデリング」が起こります。リモデリングとは「再構築」という意味であり、簡単にいえば「気管支の構造が変化して元に戻らない状態」ということになります。

通常、ぜんそくの発作が起こっているときは気道の収縮や分泌物によって空気の通り道が狭くなりますが、発作が収まれば元に戻ります。しかし気道のリモデリングが起こると気道の壁が炎症で厚くなってしまい狭くなって元に戻らない状態になります。気道のリモデリングが起きると、一層、ぜんそく治療が困難になります。リモデリングが起こるのは成人期になってからですが、その前兆は小児期から起こっていることが分かっています。

このことを理解すれば、たとえ気管支ぜんそくの発作がずっと起きていないとはいえ、気道には炎症の火種がくすぶっている状態なのですから、発作が起きたときだけ治療をしても十分ではないことが分かります。将来リモデリングで「悪い肺」にしないためにも適切に治療を行うことが重要です。とはいえ直接気道を観察して炎症の有無を確認することは現実的ではありません。そのため医療者は感染や運動などで発作が起きる頻度を重視しています。私はよく患者に、3カ月の間に風邪をひいたり部活などの運動をしたりしても発作が出ていないか確認します。発作が出ていない状態であれば、炎症がないことが予想されるので、予防の治療を減らしたりやめたりできると説明しています。

環境整備は、ぜんそくの治療で大きな役割をもちます。気をつけることはたくさんありますが、たばこ、ダニ対策がまず挙げられます。たばこの煙はぜんそく発作の原因となります。これは喫煙者本人だけではなく受動喫煙でも同様です。たばこの煙はぜんそくの治療薬の効果を減弱させることも分かっています。室内での喫煙は絶対に避けるべきですし、子どもの目の前で吸わないようにしても服などからたばこの煙の成分が検出されることが分かっています。私も子どもの頃長期入院するなどぜんそくで困っていましたが、父が禁煙してくれたことも症状寛解に大きかったと今になって思います。喫煙者本人のためにも家族のためにもぜひ禁煙してほしいです。

続いてダニ対策、特にチリダニへの対策が大切です。ダニの死骸や糞はぜんそく患者のアレルゲンとなっていることが分かっています。チリダニは人の垢やフケ、食べこぼしなどをえさとしていて室温20度以上、湿度60%以上だと繁殖しやすい特徴を持っています。

絨毯・カーペットや布製ソファをなくしてダニの生息場所をなくします。定期的に窓を開けて換気し部屋の湿度を下げたり、家具を減らしたりして掃除機掛けをしやすいようにします。また、天日干しや布団乾燥機で乾燥させて湿気を減らしダニの繁殖を抑えます。シーツ類やカバーをこまめに洗濯し、布団の掃除機掛けをします。特殊な掃除機は必要ありませんが、掃除中は窓を開けて換気をして、布製のいすやソファも掃除機をかけます。床の掃除は週に1回、1㎡につき20秒以上を目安に入念に掃除機をかけます。

4．アレルギー性鼻炎

アレルギー性鼻炎とは、鼻の粘膜にアレルゲンが侵入することで過剰な免疫反応が起こり、くしゃみ、鼻水、鼻づまりなどの症状を引き起こす疾患をいいます。

アレルギー性鼻炎の患者数は年々、増加の一途をたどっており、2019年に行われた「鼻アレルギーの全国疫学調査」によれば、現在、日本では2人に1人がアレルギー性鼻炎を発症しています。これは、1998年に行われた調査と比べて20ポイント増、2008年に行われた調査と比べても10ポイント増という数値です。

小児や高校生でも同様に増加しており、もはや中高生の2人に1人、小学生の3人に1人がアレルギー性鼻炎といってもいいぐらいになっています。さらに低年齢化も進んでいて、2歳や3歳でもアレルギー性鼻炎の子どもが増加してきていると実感しています。

「なぜ、これほどまでに患者数が増加しているのか」については、①もともと自然寛解が少ない疾患であるために患者数が蓄積している、②アレルギーの原因となる抗原が増加している、ということが理由として考えられています。

アレルギー性鼻炎は、ダニやホコリなどが原因となり、通年で鼻炎症状が認められる「通年性アレルギー性鼻炎」と、スギやヒノキの花粉などが原因となり、花粉の飛散時期だけに鼻炎症状が認められる「季節性アレルギー性鼻炎（花粉症）」に分類されます。

アレルギー性鼻炎の患者数が急増している背景には、花粉症の患者数が急激に増加している、ということがあります。

図17 有病率

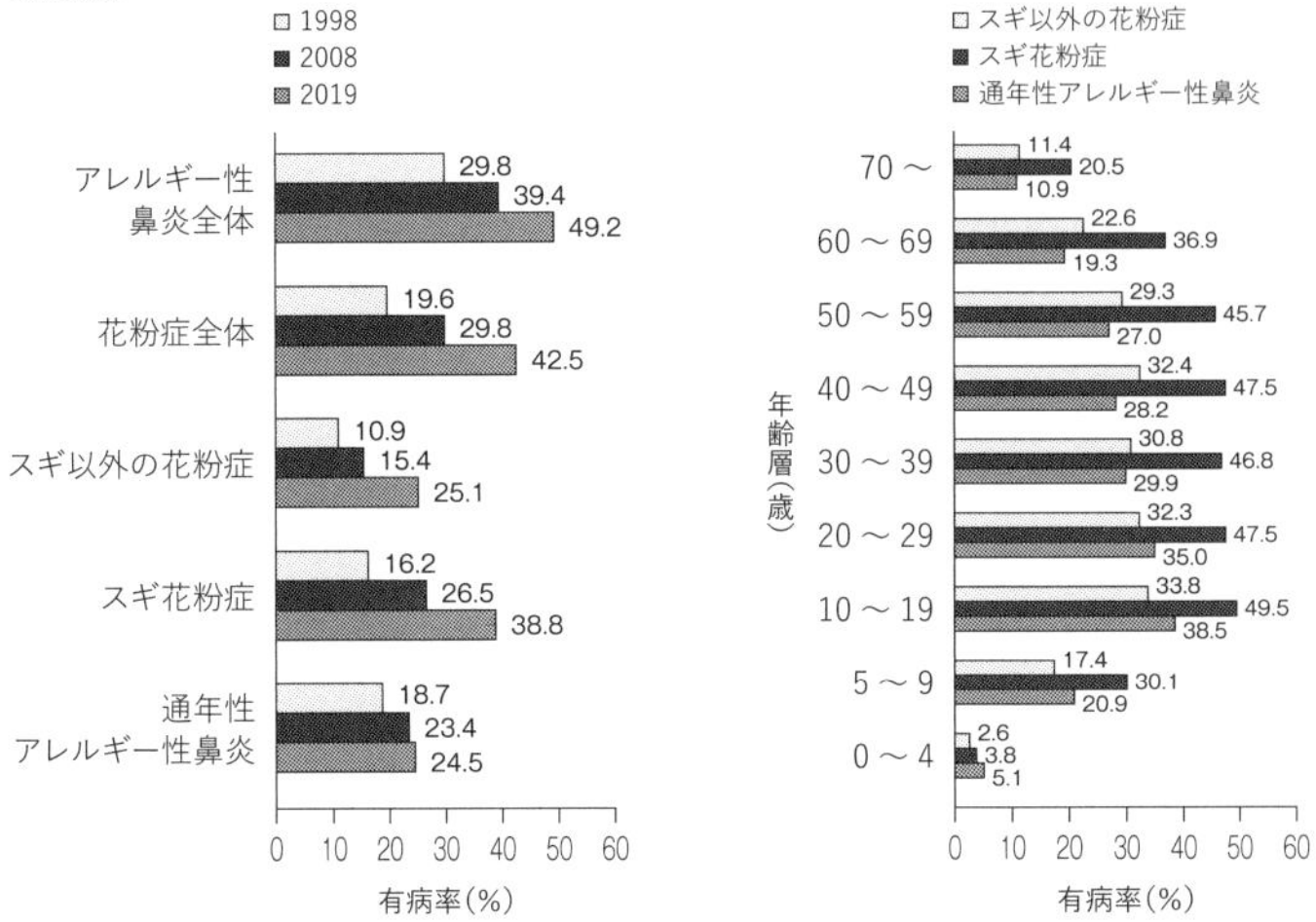

1998年、2008年、2019年の有病率　　年齢層別有病率

出典：弘前大学大学院医学研究科耳鼻咽喉科学講座
松原篤「鼻アレルギーの全国疫学調査2019（1998年、2008年との比較）速報─耳鼻咽喉科医およびその家族を対象として」

「鼻アレルギーの全国疫学調査」によると、２０１９年に行われた調査における通年性アレルギー性鼻炎の有病率は、１９９８年の調査と比較して、５・８ポイント増加しただけですが、花粉症全体の有病率を比較すると１９９８年から２０１９年にかけて、22・９ポイントも増加しているのです。

スギ花粉症に限定すれば、増加率は22・６ポイントです。もちろん、両者を合併して有している人も少なくありません。

また年齢別に見てみると、各年齢層別に有病率が最も高値を示したのは、０～４歳では通年性アレルギー性鼻炎でしたが、５歳以上になるとすべての年齢層でスギ花粉症が最も高値を示しました。

５歳から９歳までのカテゴリーでは約３人に１人が、10歳から19歳までになると約２人に１人がスギ花粉症を発症しています。花粉症を発症すると、さまざまな面で生活に不都合が生じ、ＱＯＬが低下したり、生産性が下がったりします。日本において、花粉症対策が急務の課題であることは、この結果からも明らかです。なお、アレルギー性鼻炎は上気道の病気で、気管支ぜんそくは下気道の病気です。どちらも気道のため両者は密接に関連しており、小児ぜんそくの患者の８割弱がアレルギー性鼻炎を合併していたというデータもあります。私は小児科医なので、子どものぜんそく患者を診る機会がよくありますが、実際にアレルギー性鼻炎があることも多いので一緒に診察し治療するように心がけています。

①症状

アレルギー性鼻炎を発症すると、次の症状が出現します。

・くしゃみ
・鼻水
・鼻づまり

花粉症の場合にはこれらに加えて、以下の症状も出現します。

・目のかゆみ、異物感
・耳のかゆみ
・喉のかゆみ
・皮膚が荒れる
・頭が重い

アレルギー性鼻炎の三大症状はくしゃみ、鼻水、鼻づまりといわれています。

くしゃみは発作的に連続して起こり、回数が多いという特徴があります。また鼻水は無色で粘り気がなく、さらさらしています。一般に、風邪を引いたときの鼻水は粘り気がありますが、それとは違って水のような鼻水が出るのが、アレルギー性鼻炎の特徴です。

また鼻づまりは、鼻の内部で炎症が起こり、粘膜が腫れることで起こります。

さらに、くしゃみや鼻水などがひどくなると、頻繁に鼻をかむようになり、その結果、粘膜が傷ついて鼻血が出ることもあります。

また、これらの症状によって「勉強や仕事に集中できない」「夜、眠れない」「イライラする」「食べものの味が分からない」といった症状が出ることもあります。

図18 アレルギー性鼻炎が起きるメカニズム

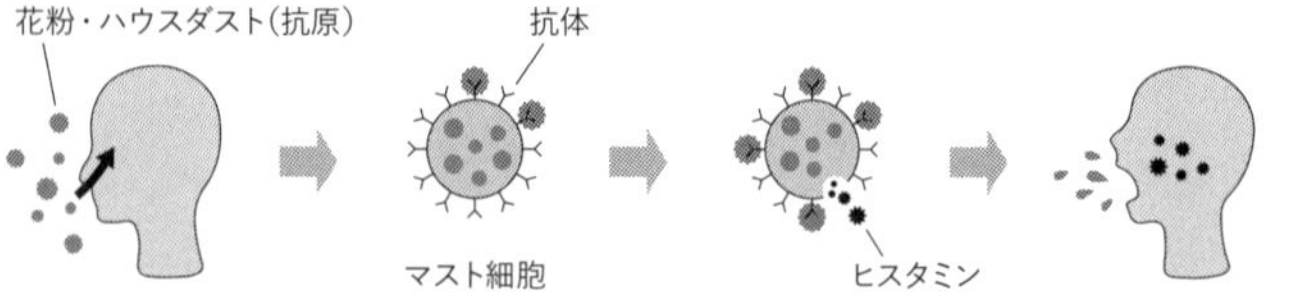

花粉やハウスダストなどのアレルゲン（抗原）が鼻粘膜に付着

アレルゲンがマスト細胞の抗原とくっつく

再びアレルゲンが侵入すると、ヒスタミンなどのアレルギー誘発物質が放出

鼻水、鼻づまり、くしゃみ等のアレルギー反応を起こす

出典：アレジオン「アレルギー性鼻炎のはなし〜メカニズム・種類・症状〜」

②アレルギー性鼻炎が起きるメカニズム

アレルギー性鼻炎は、空気中を浮遊しているスギなどの花粉やハウスダストなどのアレルゲンが鼻の粘膜に付着することによって起こります。鼻の粘膜にアレルゲンが付着すると、そのアレルゲンだけに反応する特異的ＩｇＥ抗体がつくられ、感作が成立します。

そして、この特異的ＩｇＥ抗体が鼻の粘膜にあるマスト細胞とくっつき、再びアレルゲンが体内に侵入すると、マスト細胞からヒスタミンやロイコトリエンなどのアレルギー誘発物質が放出されます。その結果、ヒスタミンは鼻粘膜を刺激してくしゃみや鼻水を、ロイコトリエンは鼻づまりを起こすのです。

さらにアレルゲンに接触する回数が多くなればなるほど、アレルギー性鼻炎の症状は強くなることが分かっています。

アレルギー性鼻炎を誘発する因子としては、以下のものがあります。

(1) 通年性アレルギー性鼻炎

・ダニ、ダニの死骸、ダニのフン
・ガ、ゴキブリなどの昆虫
・カビ
・細菌
・フケ
・繊維のクズ
・ペットの毛

(2) 花粉症

・スギ花粉
・ヒノキ科花粉
・イネ科花粉（カモガヤなど）
・キク科花粉（ブタクサ、ヨモギなど）

・カバノキ科（シラカンバ・ハンノキ）

主な花粉の飛散時期は、スギやヒノキなどの樹木では春が中心となり、シラカンバ・ハンノキは春の終わりから初夏にかけて飛散します。イネ科の場合は初夏、キク科の場合は真夏から秋口に飛散します。そのため、これらの時期には花粉症の症状が出やすくなります。

③確定診断

アレルギー性鼻炎の確定診断は、問診がとても重要になります。いつ、どこで、どの程度の期間症状が続いたかを確認することで、アレルギー性鼻炎の可能性を探ることができます。また、家族歴やほかのアレルギー疾患の有無などの情報も必ず確認されます。

そのほか、鼻粘膜がどれくらい腫れているのかなどを直接診察し、鼻閉の程度を観察します。アレルギー性鼻炎が疑われる場合には、血液検査によって特異的ＩｇＥ抗体の総量や、どんなアレルゲンに対して反応するかを調べたり、プリックテスト、スクラッチテストなどの皮膚テストを行って特異的ＩｇＥ抗体の存在を確認したりします。

④重症度

重症度を分類する際には、くしゃみ・鼻水・鼻づまりの症状の強さを検討します。例えば「１日にくしゃみの発作が何回あったか」「鼻漏のために何回鼻をかんだか」「１日のどのくらいの

図19 重症度の分類

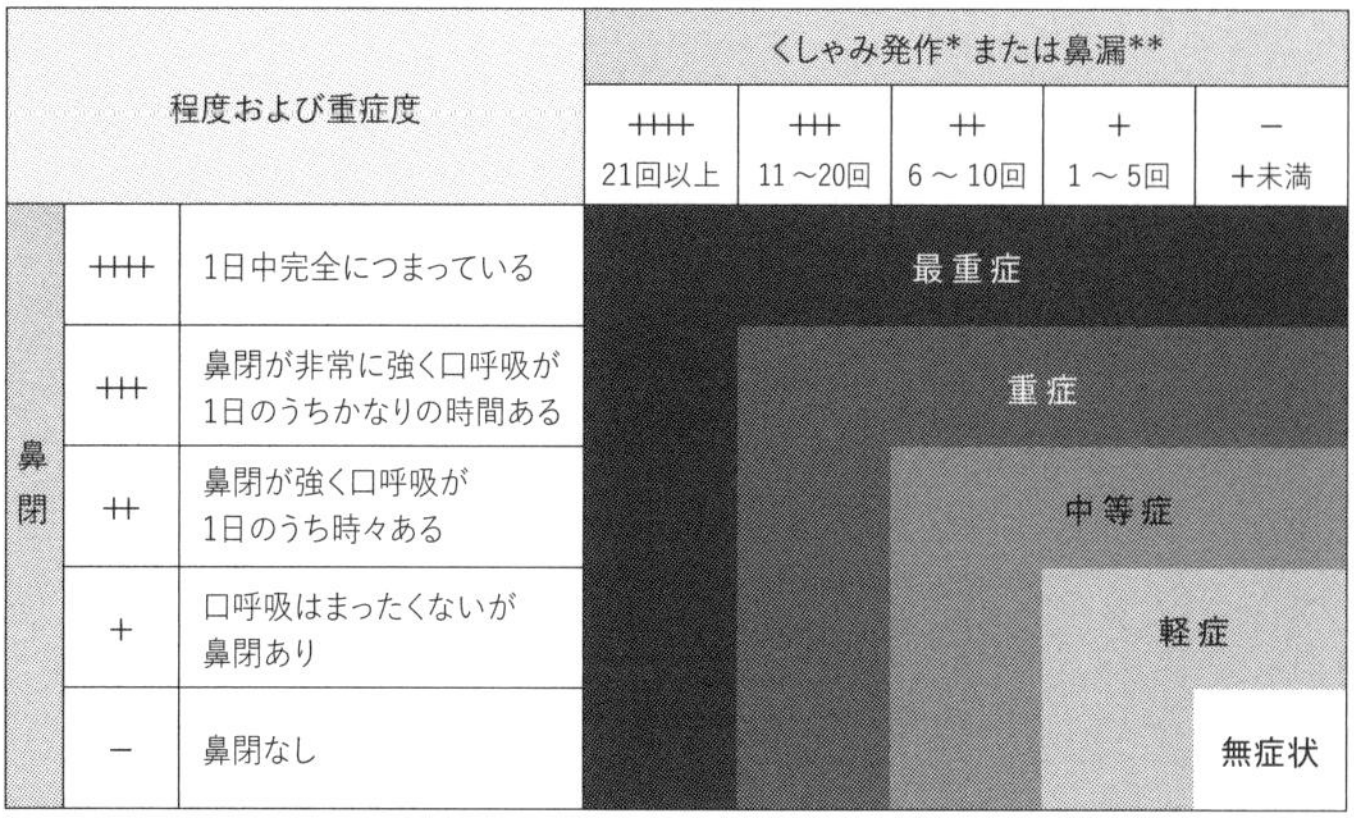

*1日の平均発作回数、**1日の平均鼻かみ回数

出典：日本耳鼻咽喉科免疫アレルギー感染症学会
日本医科大学大学院医学研究科頭頸部･感覚器科学分野教授
大久保公裕「鼻アレルギー診療ガイドライン 2020年版準拠」

時間口呼吸をしていたか」を掛け合わせ、重症度を決定します。

鼻閉がなくても1日に21回以上、くしゃみ発作が起きていたら最重症になります。また、くしゃみ発作がほとんどなくても、一日中、鼻が完全につまっていても最重症に分類されます。

⑤治療法

アレルギー性鼻炎の治療は、通年性アレルギー性鼻炎も花粉症も同様であり、薬物療法、アレルゲン免疫療法、手術療法の3種類があります。

(1)薬物療法

鼻水を抑える抗ヒスタミン薬の飲み薬

や、鼻の炎症を抑える点鼻ステロイド薬、鼻づまりを改善する作用があるロイコトリエン受容体拮抗薬などを用いるのが一般的です。以前は、「抗ヒスタミン薬を飲むと眠くなる」など副作用に悩まされることもありましたが、近年では薬剤の開発が進み、眠気が少ないものも登場しています。

花粉症による目の症状には、抗ヒスタミン薬の点眼薬などが用いられ、それでも症状を抑えられない場合には点眼ステロイド薬を用いる場合もあります。

これらの薬物療法は、基本的に不快な症状を抑制するための対症療法です。そのため、症状が出るたびにこうした薬を服用しなければならず、特に通年性アレルギー性鼻炎の場合には、年間通して薬を使用することもあります。

(2)アレルゲン免疫療法

薬物療法と異なり、アレルゲン免疫療法はアレルギー性鼻炎を完全に治すことを目的とする根治療法に近い治療です。１００年以上前から始められ効果が確立された治療であり、減感《げんかん》作《さ》療法とも呼ばれています。

具体的には、アレルギー性鼻炎の原因となるアレルゲンを投与して、体をアレルゲンに慣らすことで免疫を獲得し、アレルギー症状が出ないようにします。

アレルゲンの投与方法により「皮下注射による方法」と「舌下《ぜっか》免疫療法」があり特に痛くない舌下免疫療法は子どもに人気があります。舌下免疫療法は現在日本ではスギ花粉とダニに対する治療が保険適用になっています。

アレルゲン免疫療法のメリットは2点あります。従来の薬や点鼻薬といった治療よりも効果があるという点と、３年以上治療をしなければいけないが、治療終了後も効果が持続するという点です。特に後者はただ症状を抑えるだけの薬物療法とは一線を画す効果であり小児こそ治療適応なら行うべきだと私は考えています。

デメリットとしていずれの治療もすぐに効果が得られるわけではなく、効果が得られるまでには数カ月かかること、特に治療初期は口の中がイガイガする、耳がかゆいなどの副反応が起こること、１カ月に1回程度定期的に受診しないといけないことが挙げられます。そういったデメリットもありますが、単なる対症療法である薬物療法ではなく、より根本治療に近いこのアレルゲン免疫療法はいったん発症すれば自然にはなかなか治らないとされているアレルギー性鼻炎の治療としてすすめている治療です。

私はよく外来で「歯の矯正」のような治療です、とお伝えしています。すなわち、将来のためにやったほうがいいけれど、必ずしないといけない治療ではない、あくまでオプションの治療という意味です。歯の矯正と異なり保険適用があるので特に子どもでは経済的負担は少なくて済みます。

私はアレルギー性鼻炎があると判断した子には積極的に外来でアレルゲン免疫療法をすすめています。

舌下免疫療法の流れ

①アレルギー性鼻炎と診断する

②アレルギー検査を行う

アレルギー性鼻炎と診断して治療するには必ずしもアレルギー検査が必要なわけではありませんが、私はアレルゲン免疫療法のためと環境整備につながるので積極的に検査をすすめています。ダニ、スギが陽性で、それらのアレルゲンへの暴露で症状があることを確認すれば舌下免疫療法の適応となります。

③初回投与は医療機関で

初回の舌下免疫療法は副反応をしっかり観察するため医療機関で行います。

図20　舌下免疫療法の方法／スケジュール

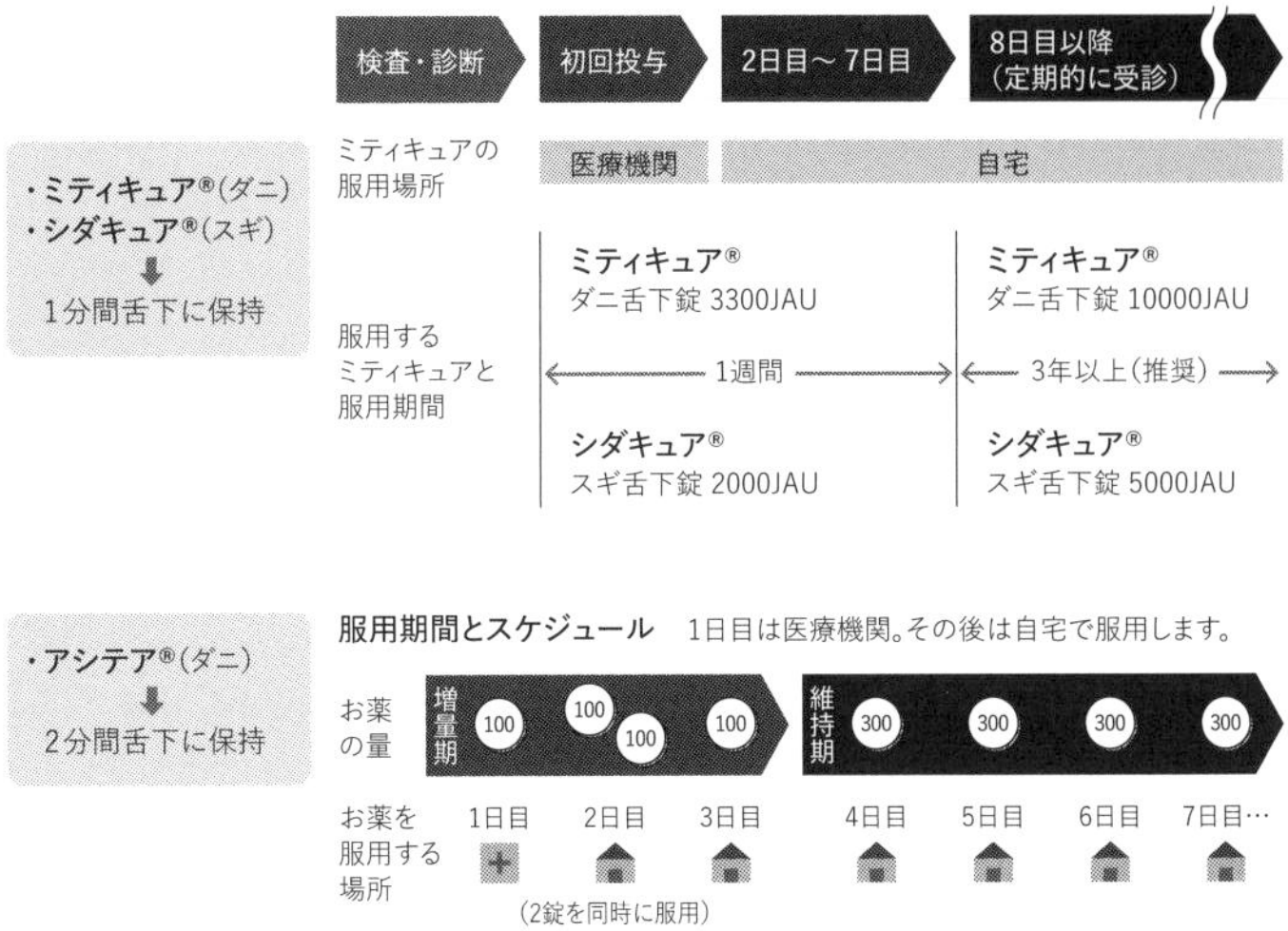

たくさんの免疫担当細胞がある舌の下に舌下錠を入れ、1〜2分（薬剤によって変わります）保持し飲み込みます。飲み込んだあとは溶けた舌下錠の成分がしっかり免疫担当細胞に取り込まれるために5分間は飲食をしません。

舌下免疫療法は現在3剤（ダニが2種類、スギは1種類）あります。鳥居薬品株式会社のミティキュア®（ダニ）、シダキュア®（スギ）は1分舌下に保持するのに対して、塩野義製薬株式会社のアシテア®（ダニ）は2分保持します。

初回は医療機関で投与しますが、翌日以降は自宅で1日1回内服します。効果はすぐ現れるわけではなく、数カ月必要です。また3年以上継続すると、治療を中止したあとも一定期間持続するという効果が得られます。

(3)手術療法

アレルギー性鼻炎に対する手術療法には、鼻の粘膜をレーザーで凝固して腫れを軽減する下鼻甲介《かびこうかい》粘膜焼灼術《しょうしゃくじゅつ》など、さまざまな種類があります。薬物療法でも症状が抑えられない重症の患者などに適しています。一度治療を行うと、数年間効果が持続します。

ただしアレルギー性鼻炎による不快な症状を軽減するには、これらの治療を行うのと並行して、身の回りからアレルゲンを除去する環境整備を行うことも重要です。

通年性アレルギー性鼻炎の場合には、部屋の掃除をこまめに行う、ダニの温床となりがちなカーペットや布張りのソファは避けるなど、生活環境にも気を配ることが大切です。

花粉症に対しては、花粉が飛散する時期にはマスクやメガネを使用することが有効です。研究により、花粉症用のマスクを使用すると、体内に侵入する花粉が約6分の1、花粉症用のメガネを着用すると約４分の１に減少することが明らかになっています。

また、ストレスや睡眠不足は花粉症を悪化させる要因となるため避けることも大切です。

5. じんましん

じんましんとは皮膚の一部がくっきりと赤く盛り上がる症状が、体のあちらこちらにできる病気のことをいいます。まるで蚊に刺されたように、体の一部が赤く盛り上がることを膨疹《ぼうしん》といい、じんましんの場合にはこれが突然現れ、しばらくすると跡形もなく消えてしまうという特徴があります。

膨疹は境界線が明瞭で、皮膚の一部だけがぷっくりと盛り上がるため、一見、虫に刺されたかのように見えますが、虫刺されは何日かしこりのようなものが残ったり、掻いているうちに皮膚の表面がジクジクとしてきたりするのに対し、じんましんの場合にはしばらくするとなんの痕も残さず、きれいに消えてしまうという特徴があります。

よく混同される皮膚のかゆみの原因として、湿疹があります。アトピー性皮膚炎も大きなくくりの中では湿疹の一部といえます。じんましんと湿疹は明確に異なります。まずじんましんの一つひとつの皮疹は一般的に数時間で消えるのに対して、湿疹はそれ以上持続することが多いです。その違いはどこで病変が起こっているかによります。湿疹は表皮に病変があるのに対して、じんましんはそれより深い真皮で起こっています。そのため、治療法の主体も湿疹が外用薬に対して、じんましんは内服薬が中心です。

①症状

じんましんを発症すると、主に以下の症状が出現します。

- 蚊に刺されたような、赤みのある膨らみが突然現れる
- 膨疹同士がつながって、地図のように広がることもある
- 通常、膨疹は数十分~1日以内で消失する
- 赤みや強いかゆみを伴う
- 焼けるような感じがすることもある

じんましんは、発症して6週間以内のものを「急性じんましん」、それ以上経過したものを「慢性じんましん」といいます。慢性じんましんの場合には、毎日のように繰り返し症状が現れ、急性じんましんに比べて治療が長引くことが多いとされています。

図21 じんましんを誘発するアレルゲン

食べもの	魚介類（サバ、マグロ、サンマ、エビ、カニなど） 肉類（豚肉、牛肉、鶏肉など） 卵、乳製品（鶏卵、牛乳、チーズなど） 穀類・野菜（大豆、小麦、ソバなど）
食品添加物	人工色素（黄色、赤色など）、防腐剤（パラベンなど）
薬剤	抗生物質、解熱鎮痛薬、咳止めなど
植物・昆虫	イラクサ、ゴム、ハチなど（触れたり刺されたりして起きる）
感染症	寄生虫、真菌（カビ類）、細菌、ウイルス

出典：公益社団法人日本皮膚科学会「蕁麻疹の原因・誘因」

②じんましんが起きるメカニズム

じんましんが起きる仕組みは、大きく分けて、アレルギーが関係しているものと、そうでないものがあります。

(1)アレルギーが関係しているじんましん

食べものや薬剤などに含まれているアレルゲンに対するアレルギー反応でじんましんが起こります。

じんましんを誘発するアレルゲンとしては、上図のものが挙げられます。

例えば食物アレルギーが原因でじんましんが起きる場合には、一般的に、原因となるアレルゲンが体に入って数分～数時間で症状が現れます。

アレルゲンが体内に入り、マスト細胞に

結合している特異的ＩｇＥ抗体の表面にアレルゲンが遭遇すると、マスト細胞が活性化され、ヒスタミンなどの化学伝達物質が放出されます。そのため、かゆみを伴うじんましん反応が起きるのです。

ただし、これらのアレルゲンは、必ずしもすべての人にじんましんを引き起こすわけではありません。その人が持っている体質に、これらの要素が加わった場合に症状が出現します。原因となる物質を摂取しなければ、症状は現れないため、じんましんができやすい体質の場合には、これらのアレルゲンを排除することで症状を回避することができます。

(2) アレルギーが関係していないじんましん

アレルギーが関係していないじんましんには、以下のことが誘因として考えられます。

物理的刺激：機械的擦過・圧迫、寒冷、日光、温熱、振動など
運動・発汗：内臓・全身性疾患、血液疾患、膠原《こうげん》病、血清病など
疲労・ストレス：身体的なもの、精神的なもの

例えば、ゴムなどの圧迫や摩擦などによってじんましんが出現したり、寒さが刺激となって

症状が出たりすることもあります。

また、日光や暑さが原因となることもありますし、身体的あるいは精神的なストレスがじんましんを引き起こすこともあります。そのほかにも内臓や全身性の疾患がじんましんを引き起こすこともあるので皮膚症状だけでなく、全身倦怠《けんたい》感、関節痛、発熱などの症状がある場合は詳しい検査を行う必要があります。

そのほか、原因が分からない特発性じんましんがあります。特に慢性じんましんの場合には原因を特定することが難しく、最近の研究によれば、自分の血液の中に皮膚のマスト細胞を活性化するタンパク質が存在するため、それによってじんましんが出現している例も確認されています。

じんましんは、基本的には他人にうつることもありませんし、遺伝することもありません。ただし、アレルギーが関係しているじんましんがあり、いろいろな物質に対してアレルギー反応を引き起こす人は、その体質がある程度、子へ遺伝することがあります。

また、一部のじんましんは遺伝することが知られており、例えば、寒冷じんましんの一部や血管性浮腫（皮膚ではなく、目や唇などが腫れるタイプのじんましん）は遺伝することがあるとされています。

③確定診断

じんましんと診断するには、アレルギー性のものについては血液検査や皮膚テストを行います。皮膚テストは直接、アレルゲンと疑われるものを皮膚に注射したり、皮膚を針でついて皮膚に載せたりすることでじんましんが出現するかどうか確認することができます。しかし、これらの方法で陽性であっても、じんましんはさまざまな要因が複合的に絡み合って出現することも多いため、陽性反応を示したものがすべてアレルゲンであると断定することはできません。

そのため、最終的には臨床症状やそれまでの経過などを詳しく確認し、アレルギー性のじんましんと診断します。実際には問診が非常に重要であり、「じんましんが体のどこに出るのか？」「どんなときに症状が出現するのか？」など、症状が出たときの状況を詳しく確認することで原因を推察できることも少なくありません。

一方、衣服などによる圧迫や擦過、エアコンによる寒冷、温熱など、アレルギー以外の物理的な刺激が原因となってじんましんが出現する場合は、それぞれ誘因となる刺激を加えてみて、実際にじんましんが起きるかどうか確認することもあります。

④重症度

皮膚に出現する症状だけでは、命の危険はありません。ただし、じんましんは全身のどこにでも出現する可能性があり、特に喉に起きると危険です。喉にじんましんが出現すると「咽頭浮腫」といって、急激に気道が狭くなり、呼吸困難に陥る症状が出ることがあります。そのため、喉の違和感を覚えたら、ただちに医師に連絡する必要があります。

自覚症状が皮膚だけに限定されている場合には、何カ月間、あるいは、何年間か症状が続いたのち、ほとんどの場合は自然におさまっていきます。

⑤治療法

じんましんを治療するには、大きく分けて以下の２つを行います。

(1)原因・悪化因子を特定し、除去する

例えば、特定の食べものに対してじんましんを引き起こす人は、それらの食べものを摂取しないようにすることで、じんましんを回避します。

ただし、じんましんが起きる原因が不明なことが多いため、原因・悪化因子を特定したり、除去したりすることが困難な場合もあります。

(2)薬物療法でじんましんの出現を抑える

じんましんにはさまざまな種類がありますが、ほとんどが、マスト細胞からヒスタミンが放

出され、血管や神経に作用することで症状が出現します。そのため、抗ヒスタミン薬や、抗ヒスタミン作用のある抗アレルギー薬を服用することで、反応が起きるのを防ぎます。

薬物療法は、じんましんの種類を問わず有効とされており、特に、内服薬や治療薬は明らかな効果が期待できるとされています。

ただし、薬の効果は12〜24時間と限られているため、薬の服用を中止すると、再びじんましんが出現することがあります。


近年、じんましんに対する新しい治療薬が登場しました。抗ＩｇＥ抗体製剤のオマリズマブという製剤で、もともとは特異的ＩｇＥ抗体がマスト細胞にくっつくのを妨げることで、アレルゲンに対する感受性を低下させることを目的に開発されました。

現在では症状を誘発する原因が特定されない慢性じんましんで、抗ヒスタミン薬などを使用しても期待した効果が得られないなど、一定の条件を満たす場合には、オマリズマブが使用されるようになっています。

ちなみにオマリズマブは慢性じんましんのほか、気管支ぜんそくや花粉症の治療にも用いられることがあります。

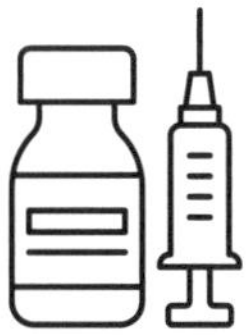

Chapter

2

年代別で詳しく解説！
アレルギー疾患の
治療・対応について

赤ちゃんから高齢者まで、さまざまな年代においてアレルギーは見られますが、特に近年、増加しているのは子どものアレルギーです。子どもをとりまく生活環境の変化や疾病構造の変化などにより、アレルギー疾患の低年齢化も進んでおり、治療や予防に苦慮する保護者も少なくありません。

特に子どもの場合、成長に伴っていろいろなアレルギー疾患を順番に発症していくアレルギーマーチのリスクもあり、子どもの健康的な成長を実現するには、「アレルギーに対してどう対処するか?」「アレルギーマーチをどう抑制するか?」が重要な鍵になります。

成長に伴い、子どもは行動範囲が飛躍的に増え、活動量も増加します。また、乳児期にはアトピー性皮膚炎や食物アレルギー、幼児期には気管支ぜんそく、もっと年齢が上がるとアレルギー性鼻炎というように、年代によって発症することが多いアレルギー疾患の種類も異なります。そのため、子どものアレルギー対策を考えるうえでは年代で区切り、その時期に必要とされる対策や治療を講じることが必要なのです。

0～1カ月未満／新生児期

アトピー性皮膚炎など アレルギー疾患発症予防のためのスキンケア

0歳から1カ月未満の新生児期には、乳児湿疹と呼ばれる皮膚症状が出現することがあります。乳児湿疹とは赤ちゃんの肌にできる湿疹の総称であり、なかにはアトピー性皮膚炎とはまだ診断できない状態の湿疹も含まれています。

その中には皮膚にかさぶたのようなものができる脂漏性《しろうせい》湿疹や、あせものような湿疹が見られることもあります。乳児湿疹はかつて私が研修医の頃は、自然に治るから経過観察でよいといわれていました。しかし現在はしっかり対応すること、すなわちきれいにすることがアトピー性皮膚炎、食物アレルギーなどのアレルギー疾患発症を予防するためにも重要だということが分かってきました。

赤ちゃんの肌は非常にすべすべしていてなめらかで、トラブル知らずのように思われがちですが、実は、成長に伴って皮膚の状態は急激に変化しています。

生後1カ月半くらいまでの新生児は男性ホルモンの分泌が活発であり、皮脂の分泌が盛んです。そのため毛髪の生え際や眉毛、鼻周囲など皮脂の分泌が多いところにかさぶたや、カサカサしたフケのような症状が出現します。これを、脂漏性皮膚炎といいます。一般的にかゆみを伴うことはありません。

また、新生児の皮膚は非常に薄く、刺激を受けやすい状態です。さらに水分を蓄える機能もまだ弱いため、乾燥しやすくなっています。

そのほかにも生まれつき肌がカサカサと乾燥しやすかったり、特に秋から冬にかけて生まれた赤ちゃんは肌が乾燥しやすい傾向にあったりします。

肌が乾燥すると、皮膚の最も外側にある角層に不調が生じ、肌荒れやかさつきを生じさせます。角層はわずか0・02㎜という細胞の重なりによって構成されており、非常にデリケートな存在です。

水分を保持して蒸発を防ぐ保湿機能や、乾燥やアレルギー物質、外的刺激などから皮膚を守るバリア機能の役割を担っており、角層が健康的な肌はトラブルがなく、いつもみずみずしい状態に保たれています。

通常肌は、皮膚が自ら生まれ変わり、健康な状態を保つためにターンオーバーを繰り返しています。しかし肌の乾燥がひどくなるとターンオーバーが乱れ、未熟な角層細胞が作られることになり、ますます保湿機能やバリア機能は低下してしまいます。肌が乾燥すると肌荒れやかさつきが生じるのは、このためです。

乾燥や肌荒れなどの炎症によって角層が乱れ、バリア機能が低下すると、アレルゲンが角層を通過して、体内に侵入しやすくなります。アレルゲンにはダニやホコリ、花粉、ペットの毛などさまざまなものがあり、それらが皮膚の内部に侵入することによって炎症やかゆみが起これば、やがてアトピー性皮膚炎の発症につながります。

特に、肌のバリア機能を突破して皮膚に侵入するもののなかで注意したいのが、食べものです。

近年の研究により、「バリア機能が破壊された皮膚から食べものなどの異物が侵入すると、体の免疫機能は食べものを異物とみなし、抗体を作って排除しようとする」ということが分かったのです。つまり、これがのちのち、食物アレルギーを引き起こすことにつながるということです。

このような事実が明らかになっていなかった頃には、「食物アレルギーは母親から受け継いだり、離乳期の初期から食べものを摂取したりすることで発症する」と考えられていました。

確かに、食物アレルギーは子どもの成長とともに、アトピー性皮膚炎へと進行していくことが少なくありません。そのためアトピー性皮膚炎を防ぐには、「妊娠中や授乳中に食物アレルギーを引き起こす可能性のある食物は避けるべきである」「離乳食からもそうした食べものは除去するべきである」という意見が多く聞かれていました。

しかし近年の研究により、こうした考えが覆され、「赤ちゃんの肌のバリア機能を整え、アトピー性皮膚炎の発症を防ぐことが、そののち、食物アレルギーを防ぐことにつながる可能性がある」という考えにシフトしてきています。

日本小児アレルギー学会による「食物アレルギー診療ガイドライン2021」にも、「食物アレルギーの発症予防のために妊娠中と授乳中の母親の食事制限を行うことを推奨しない」と記載されています。つまり従来の「妊娠中や授乳中に食物アレルギーを引き起こす可能性のある食物は避けるべきである」という説を、明確に否定しているのです。

かつては「アトピー性皮膚炎は食物アレルギーの結果である」という説が一般的でしたが、現在では因果関係がひっくり返り、「アトピー性皮膚炎は食物アレルギーの原因になり得る」という説が主流になっています。この事実を理解しておくことは、アレルギーマーチの進行にストップをかけるうえで非常に重要です。

図22 保湿によりアトピー性皮膚炎の発症率が減少した

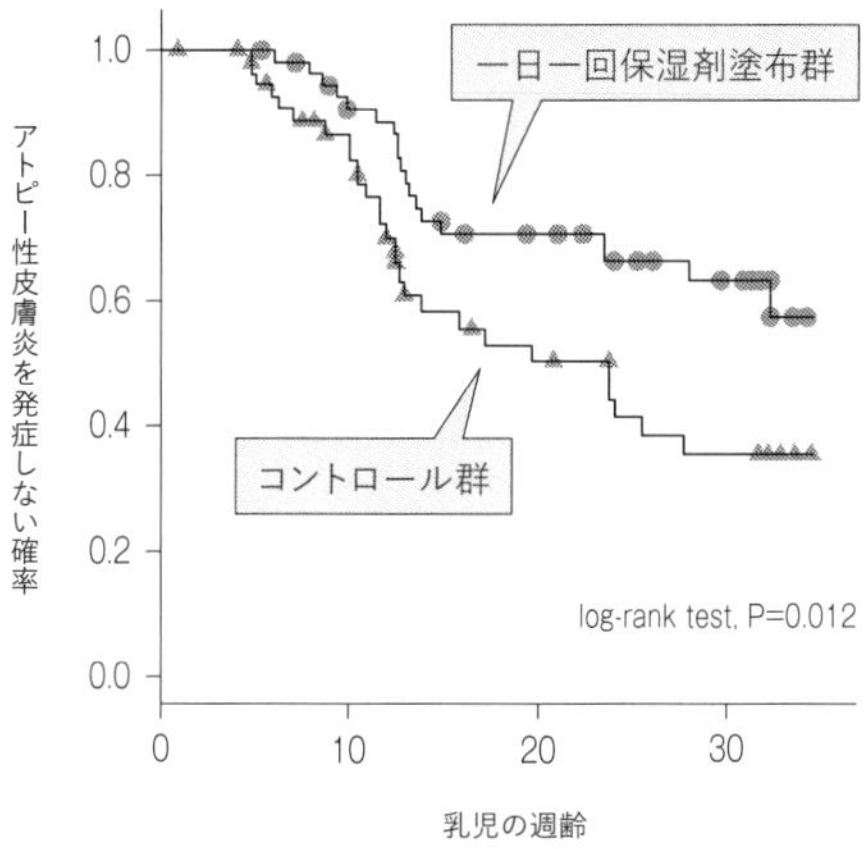

出典：「Journal of Allergy & Clinical Immunology (11.248) Vol. 134, Issue 4, October 2014.」

それでは、アトピー性皮膚炎、そしてその後発症する食物アレルギーなどのアレルギー疾患を予防するために、新生児のうちに何をすべきかというと、徹底したスキンケアです。

一部では「新生児期には保湿は不要」という意見も聞かれます。「赤ちゃんのうちから保湿をすると、肌が自力で保湿成分を作れなくなる」というのがその理由のようですが、現在では、新生児からの保湿が、それ以降のアトピー性皮膚炎の発症リスクを軽減する可能性があるという報告もあり新生児期からのスキンケアについて議論があります。

2010～2013年まで、国立成育医療研究センターは興味深い研究を行いました。両親や兄弟姉妹などにアトピー性皮膚炎の患者や経験者がいる乳児118人を対象に、「1日1回以上、入浴後などに保湿剤を全身に塗ったグループ（保湿剤を平均で7・8グラム程度を全身塗布）」と「特別なスキンケアをしないグループ（皮膚が乾燥した局所のみに軽く〈1日0・1グラム程度の量〉塗布）」の2グループに分類し、生後1週間目から約8カ月まで継続して調査を行い、専門医によるアトピー性皮膚炎の有無を診断したところ、「保湿剤を塗ったグループ」のアトピー性皮膚炎の発症率は、「特別なスキンケアをしなかったグループ」に比べて32ポイントも減少していたのです。

ただその後の海外の大規模な研究では、新生児期からのスキンケアが必ずしもアトピー性皮膚炎発症を予防しなかったという複数の報告もあり議論が続いています。これらの報告について、スキンケアの方法（開始時期や使用した保湿剤）や順守率などの観点で統一されていないこともあり私個人としては結論を出すのは早いと考えています。あくまで個人の意見としては、赤ちゃん全員が保湿などのスキンケアをする必要はないですが、親がアトピー性皮膚炎だった、あるいは乾燥肌の赤ちゃんは保湿剤を使ったスキンケアを行ったほうがよいと考えています。

新生児のスキンケアで重要なのは、(1)皮膚の洗浄と(2)保湿です。

図23 体の洗い方

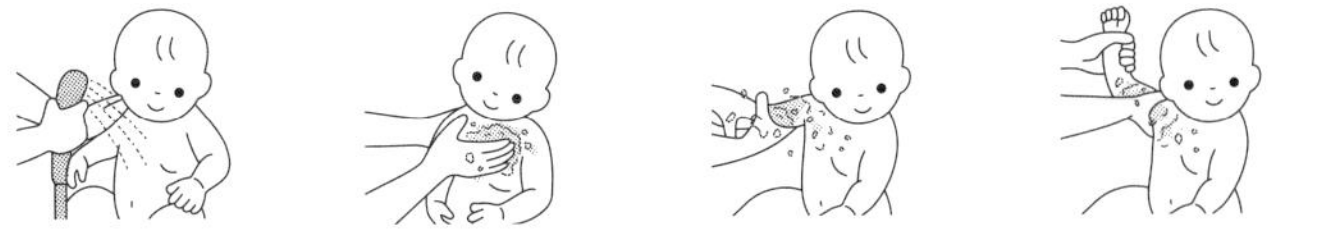

❶湯船につかったり、シャワーを使ったりして体を濡らします。皮膚がふやけ、汚れが落ちやすくなります。

❷泡立てた泡をたっぷりと使い、手でしっかりと洗います。

❸関節はしわを伸ばして洗います。肘の内側は伸ばして、外側は曲げて洗います。

❹わきの下は「バンザイ」をして洗います。

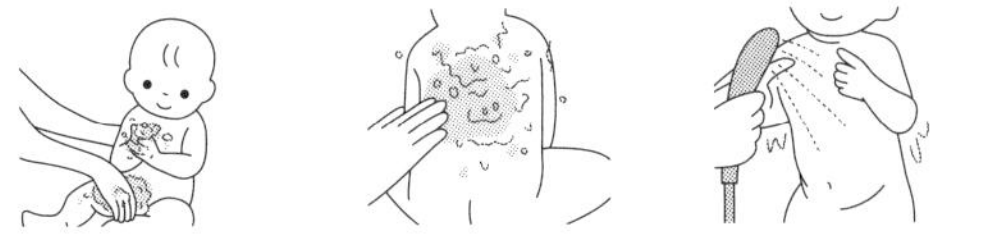

❺おしりの下、そけい部、膝の裏もしっかりと洗います。

❻背中や腰もしわが多いので、前かがみにして背中を丸め、しわを伸ばして洗います。

❼最後に泡が残らないように、しっかりと洗い流します。

出典：一般社団法人日本アレルギー学会・厚生労働省「アレルギーポータル」

(1) 皮膚の洗浄

古い皮脂や汗、泥、土、それから人の皮膚にも常在している黄色ブドウ球菌の異常繁殖などは、皮膚炎を悪化させる原因になります。そのため、毎日入浴やシャワー浴で石鹸を使って洗浄することが必要です。

その際には、石鹸をよく泡立てる、強くこすらない、しっかりとすすぐ、ということを意識します。

(2) 保湿

皮膚の乾燥を防ぐために、入浴をしたらすぐに保湿をするように習慣づけることが重要です。特に、入浴後すぐに保湿する場合には、皮膚がまだ水分を保持しているため、その間に保湿剤を塗って、皮膚から水分が逃げないようにします。

もし入浴後、すぐに保湿剤を塗ることができなかったり、皮膚がすでに乾燥してしまったりしたら、防腐剤など肌への刺激になる可能性がある成分が配合されていない化粧水などを使い、できるだけ皮膚を湿らせてから保湿をします。

また、秋や冬など皮膚が乾燥しやすい時期だけ保湿をするのではなく、通年行うことが大切です。

保湿剤にはさまざまな種類があり、ドラッグストアなどでも白色ワセリンなど油性の成分がベースになったものが多数販売されています。白色ワセリンはベタベタとするものの刺激がほとんどなく、皮膚に塗ると体に油膜が張った状態になって、皮膚から水分が蒸発するのを防いでくれます。しかし、水分が逃げるのを防ぐ効果はあるものの、皮膚を潤す効果は弱いため、保湿剤として新生児に使用するにはセラミドなどの保湿成分が入ったものを使用したほうが良いと思います。

成育医療研究センターの報告では生後8カ月まで保湿剤を使用し続けましたが、いったい、どれくらいの期間保湿ケアを行えばいいのかについては、さまざまな研究が進んでいるものの、まだはっきりした答えが得られていません。

しかし多くの赤ちゃんが生後半年程度で離乳食を開始します。離乳食が始まればさまざまな食べものが体内に入ることになり、一気に食物アレルギーを発症する確率が高まります。

そのため少なくともその時期までにしっかりと保湿ケアを行い、肌のバリア機能を十分に高めていれば、理論上は食物アレルギーの原因となるアレルゲンを皮膚から摂取することはほとんどないでしょうし、そうなれば感作も起こらず、食物アレルギーを発症する確率は少なくなると考えられます。

もちろん、生後半年以降にアトピー性皮膚炎を発症する可能性はありますから、生まれたての赤ちゃんのうちから保湿をしっかり行い、皮膚のバリア機能を十分に高めておくことは、非常に重要であることは間違いありません。

もし、保湿をしっかり行ってもかゆみがひかなかったり、かゆみの範囲が広がったりする場合には、早めに小児科を受診します。症状によっては、ステロイドなどの治療薬を十分使用し、症状を完全に抑えてから、「洗って保湿」のスキンケアで良い状態を維持することを目指します。1～2週間、かゆみなどの症状がひかない場合にはぜひ医療機関（小児科や皮膚科）の受診を検討してください。

新生児期

食物たんぱく誘発胃腸症（消化管アレルギー）について

新生児のときに注意が必要なアレルギー疾患に、食物たんぱく誘発胃腸症があります。これは消化管アレルギーともいわれ、日本においては１９９０年代末から急激に患者数が増加しているといわれています。

患者の約10％は命に関わる重大な合併症を引き起こすため、緊急の治療が必要です。

食物たんぱく誘発胃腸症とは、原因となる食物を摂取することで消化管が炎症を起こし、しばらくして、嘔吐、血便、下痢などおなかの症状が見られるものをいいます。

一般的な食物アレルギーでは血液検査や皮膚テストなどで原因となる食べものを特定することも可能ですが、この食物たんぱく誘発胃腸症はＩｇＥ抗体が関与していないため、原因を見つけるには「疑われる食べものをいったん除去し、もし症状が消えたらその後再び食べてみて、再度症状が出現するのを確認する」という方法が確実とされています。

新生児期に原因となる食物は牛乳や乳製品などが95％と多く、そのほか母乳20％、米や大豆が10％、卵が数％と続きます。

新生児から乳児期のどの時期でも起こり得ますが、成人での報告もあります。

症状の違いによりいくつかのタイプがあり、世界的に用いられている分類法によると、次の3種類に分けられます。

①食物たんぱく誘発胃腸炎（Food Protein-induced Enterocolitis Syndrome FPIES・エフパイズ）

頻回の嘔吐が主な症状。

②食物たんぱく誘発直腸結腸炎（Food Protein-induced Allergic Proctocolitis FPIAP・エフピアップ）

粘血便が続くが全身状態は良好なことが多い。

③食物たんぱく誘発腸症（Food Protein-induced Enteropathy FPE・エフピーイー）

下痢が続き、体重の増えが悪くなる。

これらのうち、食物たんぱく誘発胃腸炎には急性と慢性があり、急性の場合には原因食物を食べて1〜6時間程度で嘔吐を反復するようになります。重症になると命に危機が及ぶ場合もありますが、原因となる食べものをやめるとすぐに症状がなくなるため、原因を推定しやすいという特徴があります。

一方、慢性の食物たんぱく誘発胃腸炎は、原因となる食べものを取ってから症状が出るまで数日から2週間程度かかり、嘔吐や下痢が長引くのが特徴です。さらに、原因となる食べものを除去してから症状がなくなるまでも数日から2週間程度かかるといわれており、原因となる食べものを特定するのが困難という特徴があります。

そのほか、食物たんぱく誘発直腸結腸炎と食物たんぱく誘発腸症は慢性的に症状が継続します。

この疾患についてはいまだ発症のメカニズムが明らかにされておらず、なぜ近年、日本のみならず世界中で患者数が増加しているのかもはっきりと分かっていません。疾患が医療者に対して周知されてきたことが理由の一つと考えられますが、それ以外には環境要因も大きく関わっているのではないかと推察されています。通常の食物アレルギーを発症予防するために離乳食から、卵やピーナッツといった食品も食べさせることがありますが、これも食物たんぱく誘発胃腸炎の発症要因になっているのではないかという考え方もあります。

なお、通常の食物アレルギーと違って、両親や兄弟姉妹にアレルギー体質の人がいることはあまり多くなく、遺伝の可能性は少ないと考えられています。

食物たんぱく誘発胃腸症の治療法はまだ確立されていませんが、原因と思われる食べものを除去することが有効と現時点では考えられています。もし牛乳や牛乳由来の製品で症状を起こすなら、治療ミルク（高度加水分解乳やアミノ酸乳）や母乳を与えるのが良いとされています。そして自然に治っていくのを待つことです。

気をつけたいのは、一般的な食物アレルギーと違って、「少量でもいいから、食べ続けて体を慣らす」ということは避けるべきだということです。

確かに食物アレルギーの場合には、症状や病態によって「少量ずつ、アレルギー症状の原因となる食べものを与え、体のアレルギー反応を弱くする」という治療法が採用されることもあります。

しかし食物たんぱく誘発胃腸症の場合には、そうした治療法によって治癒の可能性が高まるかどうかはまだ結論が出ておらず、危険を伴うことも多いため、現時点では原因食物の除去が推奨されています。

もし、原因となる食べものを除去することで栄養が不足し、体重減少が深刻な場合には、消化管を休息させ、点滴によって栄養を補給する必要があります。

ただし、特に新生児期に発症した乳による食物たんぱく誘発胃腸症の場合は自然と治ることも多いといわれています。そのため時期をみて、原因となる食物を実際に食べさせてみて反応するかどうかを確認する食物経口負荷試験を行い、治っているかどうか確認します。実際、新生児期に発症した乳の食物たんぱく誘発胃腸症の患者が3歳以降も症状が続くことはほとんどありません。
しかし、牛乳以外が原因の場合や、乳幼児期以降に症状が出現した場合には、治癒に時間がかかることもあります。

そもそも新生児は嘔吐や下痢などを起こすことが多く、ベテランの医師であっても食物たんぱく誘発胃腸症である可能性を見過ごし、胃腸炎や嘔吐症などと診断してしまうことが少なくありません。

つまり、それだけ診断が厄介な疾患であるということですが、とはいえ、嘔吐や下痢を繰り返したり、体重が順調に増えなかったりすると心配です。たとえ胃腸炎などと診断されても、特定の食べものを取ったときに嘔吐などの症状を繰り返す場合には、食物たんぱく誘発胃腸症の可能性が疑われるため、小児のアレルギーを専門で診察してくれる医師を探す必要があります。

食物アレルギーの発症が始まるが、いずれ治ることも多い

食物アレルギーは子どもから大人まで幅広く見られるアレルギー疾患ですが、その大部分は1カ月から1歳未満の乳児期に発症することが知られています。6歳から成人期に、新しく食物アレルギーを発症した場合は治りにくいとされていますが、それ以前の乳幼児期に発症した場合は比較的治りやすいということも分かっています。

なぜ、この時期に発症した食物アレルギーが治りやすいのかというと、子どもが成長する過程において、食物アレルギーに対する耐性を獲得し、これまでアレルギー反応を起こしていたものを食べられるようになることが多いからです。同じアレルギー疾患でも、例えば花粉症の場合、一度発症すると自然治癒は少ないとされています。それに対し、食物アレルギーの場合には自然治癒の可能性が残されています。

人間の腸管は消化吸収だけでなく、免疫器官としても重要な役割を担っており、免疫を担う細胞のうち、約60〜70％が腸管に存在していることが分かっています。

さらに腸管には、食べものなどに含まれている大量のタンパク質によって過敏な免疫反応が引き起こされないよう、「経口免疫寛容」という機能が備わっています。

これは食物のタンパク質に対して免疫反応を抑制する仕組みで、これが正常に働くことで食べものを異物と認識することがなくなり、食物アレルギー反応を示すことが制御されるのです。乳児期のうちには、消化や腸管免疫機能が未熟であるため、食べものに含まれるタンパク質に対して、過敏に反応してしまうことが多いのですが、成長に伴ってこれらの機能が成熟してくると、食物の成分を正しく認識できるようになります。そのため、乳児期のうちには食べるとアレルギー反応を示していたという食品が、やがて自然と食べられるようになることも多いのです。

現実に、乳幼児に食物アレルギーを引き起こしやすい食品は、圧倒的に卵、牛乳、小麦の順番で頻度が高いのですが、3歳までに50％、小学校の就学までに70～80％が自然に治るといわれています。そのためもし、乳児期に食物アレルギーを発症したとしても決して悲観することはありません。

もし、ある食べものを取ったときに咳やじんましんなどの症状が見られ、食物アレルギーかもしれないと思ったら、まずはかかりつけ医に相談しましょう。血液検査、食物経口負荷試験などを行うことで、確定診断を下すことができます。

保護者から「離乳食開始前にあらかじめアレルギー検査をする必要はありますか？」と質問されることもありますが、この年齢で必ずしも必要ということはありません。確かにアレルギー検査は0歳児でも行うことができますが、検査で陽性反応が出たとしても、実際は食べられることもありますし、食べることで免疫寛容を誘導するという観点から除去してしまうことで食物アレルギーを助長してしまうという懸念もあります。確かに重症のアトピー性皮膚炎がある乳児は食物アレルギーを合併することも多いのでアレルギーを評価することはありますが、そうでなければ「あらかじめ」「不安だから」といった理由でアレルギー検査を行っておくことはおすすめしません。

しかし、例えば卵を食べて皮疹などの症状が出てアレルギーが疑われる場合には速やかに医師に相談し、必要と判断された場合にはアレルギー検査を受ければ良いと思います。

乳児期　食物アレルギーが関与する乳児アトピー性皮膚炎

特に乳児期に気をつけたいのはアトピー性皮膚炎と食物アレルギーの合併です。

一般社団法人日本小児アレルギー学会によると、アトピー性皮膚炎と食物アレルギーの合併率は、0歳で85・7％、1歳で75・6％、2歳で65・4％となっており、それ以降、年齢が上がるにつれて合併率は漸減していく、という報告もあります。

食物アレルギーといえば、アレルゲンを含む食品を食べるとじんましんが出たり、呼吸が苦しくなったりとすぐに症状が出るものを想像されると思います。これを即時型といいますが、特に乳幼児ではアレルゲンを含む食品を食べると即時型症状は出ないけれど、湿疹が悪化するタイプがあります。

これを食物アレルギーが関与する乳児アトピー性皮膚炎（FA／AD）と呼びます。このタイプが疑われれば、アレルギー検査を行って原因食物の除去を考えがちですが、そうではありません。まず行うべきなのは徹底的なスキンケアや抗炎症外用剤（ステロイド外用剤など）で皮膚のコントロールを試みることです。それでも改善しない場合、アレルギー検査を行って、原因と思われる食品の除去を行って症状が改善するかを確認するのです。特に赤ちゃんは結構このタイプが多いですが、経験上アレルギー検査やアレルゲンの除去まで必要な患者はほとんどいなくて外用治療で対応できることがほとんどです。

皮膚と食物アレルギーの関係は年齢が経過するとともに薄れていきますので、そうやって除去しないで粘るうちに免疫寛容ができて（慣れてきて）、症状は改善していくことが多いです。ここで、下手に除去を行ってしまうと免疫寛容が得られるチャンスを逃してしまうこととなり、逆に食物アレルギーが進行する恐れがあります。いずれにせよ赤ちゃんで湿疹があれば医療機関を受診したほうが良いです。

乳児期

離乳食を遅らせない

以前は正しいと思われていたことが、現在は正反対のほうが正しいといわれることが育児の世界でもあります。その代表的なものに、「子どもの食物アレルギーを予防するために、離乳食の開始時期を遅らせたほうが良い」というものがあります。

その理由としては、「海外では離乳食を開始するのは日本よりももっと遅い。食べものを十分消化する機能ができていないうちに離乳食を開始すると、食物アレルギーの原因になる」ということです。

一見、もっともらしい言い分ですが、近年の研究により、これは誤りであることが判明しています。現在は、「離乳食を始めるタイミングを遅らせてはならず、適切なタイミングで開始する」ことが定説となっています。

なぜ、離乳食の開始を遅らせてはならないのかというと、生後5〜6カ月頃になると赤ちゃんの体内で栄養が不足し始め、母乳や育児用ミルクでは不十分になるからです。

しかし、これまで母乳やミルクを飲んできた赤ちゃんは、食べものを口にするという行動に慣れていません。そのためまずは「食べる」ための練習期間として、離乳食の時期を設定する

図24 離乳食のステップ

	時期	回数	食べ物の硬さ
離乳食　初期	生後５～６カ月頃	１日１回	なめらかなペースト状
離乳食　中期	生後７～８カ月頃	１日２回	絹ごし豆腐くらい
離乳食　後期	生後９～11カ月頃	１日３回	食べ頃のバナナくらい
離乳食 完了期	生後12～18カ月頃	１日３回 ＋補食１～２回	肉団子くらい

出典：厚生労働省「授乳・離乳の支援ガイド　2019年3月「授乳・離乳の支援ガイド」改定に関する研究会」

必要があるのです。

一般には、離乳食を始めるタイミングとして、以下のことが目安とされています。

○首のすわりがしっかりしている
○支えてあげると座ることができる
○食べものに興味を示す
○スプーンなどを口に入れても舌で押し出すことが少なくなる（哺乳反射の減弱）

離乳食は、次のように４つのステップで実施します。また、離乳食の完了時期は生後12～18カ月が望ましいとされています。

食物アレルギー対策の観点からいえば、離乳食で新しい食材を与えるときは、１種類ずつにすることが大切です。なぜなら、新しい食材を食べたことによってアレルギー反応が出現するかもしれず、そのとき、初めて食べた食材が複数あれば、いったいどれが原因なのか分からないからです。

特に、食物アレルギーの原因として頻度が高い卵、牛乳、小麦を初めて与えるときには注意が必要です。万が一アレルギー反応が出現した場合、急いでかかりつけ医に見せることができるように、日中など医療機関が開いている時間帯に新しい食材を与えると安心です。

ただし、初めて与えたもので口の周りが赤くなったり、湿疹が出たりすることもありますが、必ずしも食物アレルギーとは限りません。よだれや離乳食が口の周りに触れることでそうした症状が起きることもあり、一度だけでは判別が難しいのです。

そのため、離乳食を食べて口の周りに湿疹などの症状が見られた場合には、単なるかぶれの可能性もあるため、次に食べものを与えるときは口の周りにつかないように食べさせたり、ワセリンなどの保湿剤を口の周りに塗ったりしてから食べさせてみます。それでも湿疹などの症状が出るようなら、かかりつけ医を受診します。

ただし皮膚の症状以外には、嘔吐、下痢、腹痛などの消化器の症状や、咳や喘鳴などの呼吸器の症状、ぐったりする、顔色が悪くなるといった全身症状が出るときにはアレルギーが強く疑われ、場合によっては危険なこともあります。その際には、早めに医師に相談することが必要です。

近年、乳児の食物アレルギー対策に対する考え方としては、「心配な食品はなるべく早い時期に、ごく少量ずつ与えたほうがアレルギーになりにくい」という考えが主流になっています。またたとえアレルギー反応を示す場合でも「アレルギー症状が出ない程度の少ない量を与え続けたほうが、食物アレルギーの治癒は早い」という考えもあります。

これは、「経口免疫寛容」のシステムを活用した治療法です。

卵や牛乳、小麦に対してアレルギー反応を示す乳児の多くは、年月が経てば、自然と食べられるようになります。しかし、一部の子どもたちは小学校に入るくらいの年齢になっても相変わらず食べられないままです。この年齢まで治らないと、その後、自然治癒する可能性は非常に低くなってしまいます。そうした事態を防ぐために、乳児のうちから「食べて、体を慣らす」訓練が必要なのです。

例えば卵や小麦などを食べるとアレルギー症状が出る場合には、毎日少しずつでも食べさせてみます。すると、自然と腸管がそれらの食べものを異物として認識しなくなり、アレルギー反応を示さなくなるのです。

ただし、アレルギー反応を示す食品を与えるときには必ず医師の指示のもと少量から始め、1週間単位で食べる量を少しずつ増やしてみるというように、急激な変化を与えないことが大切です。その後も積極的に少しずつ食べられる量を増やしていきますが、アレルギー反応が出現しないように、負荷試験を適時行いながら安全に食べられる量を確認します。アレルギー症状が出るような食品を摂取する際はリスクも高いので必ず医師の指示に従ってください。

乳児期

乳児期はアトピー性皮膚炎の発症に要注意

アトピー性皮膚炎は、2～3カ月頃から発症します。ただし、月齢が低い時期には乳児湿疹と区別がつきづらいことも多いため、まずは乳児湿疹と診断され、経過を見ながら確定診断のタイミングを待つことも少なくありません。

しかし乳児湿疹は、この時期特有の肌トラブルで、日頃のスキンケアをしっかり行ったり、成長に伴って肌のバリア機能が確立されたりするのに伴い、次第に良くなっていくことが少なくありません。

一方、アトピー性皮膚炎の場合には良くなったり悪くなったりを繰り返しながら、症状が慢性化していくのが特徴です。

乳児の早期にアトピー性皮膚炎を発症すると、頬、額、頭の露出部がまずカサカサと乾燥し始め、ついで潮紅を示すようになります。さらに病態が進むと赤みが強まり、丘疹（皮膚の表面が小さく盛り上がって、ブツブツができる）が出現し、かゆみも生じます。

爪などで掻くとさらに皮疹は傷つけられジクジクしてきてかさぶたとなります。

また皮疹はさらに広がって耳や口の周り、頬、顎など顔面全体に及ぶようになり、頚部、脇の下、肘の内側、膝の内側などにも症状が拡大します。さらに胸やおなか、背中、四肢にも丘疹が出現します。

乳児期のアトピー性皮膚炎は成人の場合と違って難治性のものは少なく、小児期に寛解することが多いとされています。しかし場合によっては寛解することなく再発を繰り返して、成人になっても症状が持続することもあります。

２歳までにアトピー性皮膚炎と診断されたもののうち、43・２％は３歳までに治癒して７歳まで湿疹がなく、また、38・３％が７歳まで軽快と悪化を繰り返す経過をたどり、18・７％はその後も症状が持続した、という報告もあります（アトピー性皮膚炎診療ガイドライン２０２１）。症状が改善しなかった原因としては、２歳までの重症度が影響していたり、特に小麦や大豆に対して食物アレルギーがあったり、家族に複数人アレルギー疾患を抱えた者がいたり、早期に喘鳴を合併していたり、といったことが考えられます。

このように、なんらかの理由で成人になっても症状が持続することはありますが、半数以上が７歳までに症状が消えています。そのため、できるだけ早期から適切な治療を開始し、速やかな治癒へ導くことが重要です。

乳児期

気管支ぜんそくを発症しないように予防する

小児ぜんそくの約6割が2歳までに、約8～9割が6歳までに発症するといわれています。つまり、小児ぜんそくのほとんどが乳幼児期に発症します。

小児ぜんそくは喘鳴が起こり、息をするたびゼーゼーと音がする病気ですが、赤ちゃんの場合にはぜんそくでなくてもゼーゼーと言いやすいという特徴があります。気道が未発達であり、狭かったり、弾力性がなかったり、痰などの粘液を出す分泌腺が多かったりするなど、赤ちゃんはさまざまな理由で気道が狭くなりやすく、「喘鳴がする＝ぜんそく」と断定することはできません。

しかし、何度も喘鳴を繰り返したり、夜間から明け方にかけて症状が出やすかったりする場合には、気管支ぜんそくの可能性も考えられます。そのような症状が見られる場合には、早期にかかりつけ医を受診することが必要です。

風邪の症状が軽くても、咳が長引いたりゼーゼーしたりする場合には、早めに風邪を治癒するためにも医師の診察を受けることが賢明です。

また、家族の喫煙が赤ちゃんに悪影響を及ぼし、ぜんそくの誘因となることがあります。「ベランダや家の外などで喫煙していて、室内では禁煙しているから大丈夫」と考える人もいるかもしれませんが、これは誤りです。衣類や髪の毛などがたばこの成分を吸着し、それを家に持ち込むことで、子どもの気管支ぜんそくを引き起こすリスクがありますから、予防のためには家族全員が完全に禁煙すべきです。

それから、乾燥もぜんそくのトリガーになります。特に冬、暖房を使うと室内がカラカラに乾燥します。乾いた空気のなかにいると、空気の通り道である気道も乾燥し、ちょっとした刺激にも反応して咳が出やすくなってしまいます。

その結果、気道が慢性的に炎症を起こした状態となり、気管支ぜんそくを発症するリスクが高まるのです。特に冬など乾燥しやすい季節には加湿器を使うなどして、乾燥対策を万全に行うことが必要です。

乳児期

ワクチン接種とアレルギー

乳幼児期はさまざまな種類の予防接種を受ける機会があります。アレルギーがあるとワクチン接種できなくなるのでは？と心配されるかと思いますが、定期接種のワクチンで食物アレルギーが関連するものはありません。以前は麻疹風疹ワクチンを卵アレルギーでは打てないといわれたこともありますが、現在は否定されています。インフルエンザワクチンの添付文書には、「本剤の成分又は鶏卵、鶏肉、その他鶏卵由来のものに対して、アレルギーを呈するおそれのある者」は「接種要注意者（接種に注意が必要）」、「本剤の成分によってアナフィラキシーを呈したことが明らかな者」は「接種不適当者（接種してはいけない）」と記載されています。しかし、鶏卵アレルギー患者に接種しても重篤な副反応の報告はないため、鶏卵アレルギーの患者であっても一般的には接種可能です。

インフルエンザワクチン接種後のアナフィラキシーは鶏卵由来のタンパクではなく、インフルエンザウイルスの成分によるものであることが報告されています。接種してよいか判断が困難な場合は、アレルギーまたは予防接種の専門医にお問い合わせください。

保育所や幼稚園には「生活管理指導表」を提出する

厚生労働省は、保育所におけるアレルギー疾患を有する子どもへの対応の基本を示すものとして、「保育所におけるアレルギー対応ガイドライン」を定めています。

ここに食物アレルギー、気管支ぜんそく、アトピー性皮膚炎、アレルギー性鼻炎など主な疾患の特徴と保育所における対応の基本が掲載されており、保育所の施設長（管理者）や保育士、調理担当者など、各職員の役割や、特に重篤な症状を引き起こしやすい食物アレルギーにおいては、「保育所の食物アレルギー対応における原因食品の除去は、完全除去を行うことが基本」と述べられています。

確かに保育所は安全に給食を提供することが責務となるので、アレルギーの原因となる食品は完全に除去することが最善と考えられます。

ただし、しょうゆやみそなど、小麦や大豆を使った調味料や、かつおだしやいりこだしなどについては、除去しなければならない食物アレルギーを持った子どもは非常に少ないため、基本的には除去する必要はないと考えられています。施設によって対応が異なることもあるため、入園する前に確認が必要です。

また、子どもが初めて食べる食品は、家庭で安全に食べられることを確認してから、保育所での提供を行うことも重要です。

アレルギーを持つ子どもたちが安心して保育所や幼稚園、学校などへ通えるようになるためのツールとして、「アレルギー疾患生活管理指導表」があります。これは、症状や生活上の注意点などについて医師が記載し、保護者が保育所や学校などへ提出するものです。

この書類をあらかじめ提出しておけば、保護者、医師、保育士や教師などの三者が子どものアレルギー疾患についての情報を共有することができますから、アレルギーによる事故が起きるのを予防することができます。

万が一、子どもが保育所にいる間、食物アレルギーによるアナフィラキシーを起こしてしまったとしても、保育士や教師は生活管理指導表に基づき、治療薬を使用することができます。そのため、緊急時に使ってもらうための分として、事前に薬剤を保育所などへ預けておくことが必要です。

そのほか、生活管理指導表を効果的に使用するために、「保育所におけるアレルギー対応ガイドライン」では活用の流れが記載されています。基本的にはここに記載されているフローに

図25 生活管理指導表の活用の流れ

アレルギー疾患を有する子どもの把握

- 入園面接時に、アレルギーにより保育所で特別な配慮や管理が必要な場合、保護者から申し出てもらう。
- 健康診断や保護者からの申請により、子どもの状況を把握する。

↓

保護者へ生活管理指導表の配付

- 保育所と保護者との協議の上、アレルギー疾患により保育所で特別な配慮や管理が求められる場合に、配付する。

↓

医師による生活管理指導表の記入

- かかりつけ医に生活管理指導表の記載を依頼する。(保護者は、保育所における子どもの状況を医師に説明する)
  ※医師には、必要に応じ、本ガイドラインの該当ページを参照してもらう。
- 保護者は、必要に応じて、その他資料等を保育所に提出する。

↓

保護者との面談

- 生活管理指導表をもとに、保育所での生活における配慮や管理(環境や行動、服薬等の管理等)や食事の具体的な対応(除去や環境整備等)について、施設長や担当保育士、調理員などの関係する職員と保護者が協議して対応を決める。
- 対応内容の確認とともに、情報共有の同意について確認する。

↓

保育所内職員による共通理解

- 実施計画書等を作成し、子どもの状況を踏まえた保育所での対応(緊急時含む)について、職員や嘱託医が共通理解を持つ。
- 保育所内で定期的に取り組み状況について報告等を行う。

↓

対応の見直し

- 保護者との協議を通じて、1年に1回以上、子どものアレルギーの状態に応じて、生活管理指導表の再提出等を行う。なお、年度の途中において対応が不要となった場合には、保護者と協議・確認の上で、特別な配慮や管理を終了する。

出典：厚生労働省「保育所におけるアレルギー対応ガイドライン（2019年改訂版)」

従って、生活管理指導表を使用します。

幼児期

ぜんそくの治療目的は「症状を起こさないようにすること」ではなく「アクティブな生活を保つこと」

この頃になると外で遊ぶことが増えたり、活動範囲も少しずつ広がったりして、徐々に生活がアクティブになってきます。

ここで気をつけたいのが、気管支ぜんそくに対する考え方です。

時々、「運動したり遊んだりしていると、激しく咳き込むなど気管支ぜんそくの発作が出る」という子どもがいますが、それに対し、「発作が出ると困るから、遊んだり運動したりしてはいけない」と、子どもの行動を制限する親がいます。

私は、これは誤りだと考えます。「運動したり、遊んだりすると激しく咳き込む」というのは、気管支ぜんそくのコントロールが不良である証拠であり、「運動や遊びを制限する」のではなく、「運動したり遊んだりしても症状が出ないよう、しっかりコントロールすべき」なのです。

気管支ぜんそくのなかには「運動誘発性ぜんそく（Exercise Induced Asthma：ＥＩＡ）」といって、比較的激しい運動をしたり、走り回って遊んだりしているときに、咳や息苦しさなどのぜんそく症状が現れる疾患があります。これは、空気が冷たいときや乾燥しているとき、激しい運動をしていると症状が出現しやすい疾患で、はっきりした原因は分かっていませんが、運動によって呼吸数が増えることで気道が乾燥したり、空気中の汚染物質やアレルギー物質を吸い込んだりすることで起きるのではないかと考えられています。

しかし、運動誘発性ぜんそくがあるからといって、友達との遊びを制限したり、外での運動をさせなかったりする必要はありません。運動誘発性ぜんそくは、適切な対応をすれば予防することができるのです。

運動誘発性ぜんそくを予防するために必要なこと

・しっかりウォーミングアップをする
・必要があれば、運動前に吸入薬を使用する
・空気が冷たく、乾燥しているときにはマスクをする

運動誘発性ぜんそくが起きやすいのは、激しい運動や長時間の運動をしたあとです。歩行や水泳では起こりにくく、ランニングで最も起こりやすいことも分かっています。そのほか、サッ

カーや自転車こぎなどでも症状が出やすいとされています。

そのような運動をしているときに症状が出始めたら、一度運動をやめ、水分をとって楽な姿勢で15分ほど休んでいると、自然と症状が軽快してきます。もし息苦しさがあれば、気管支拡張薬など、普段使用している薬を使用します。

運動誘発性ぜんそくの症状が出るのは、「気管支ぜんそくをうまくコントロールできていない証拠」という考えもあります。一度医師に相談し、治療方法の見直しや、治療薬の再検討をしてもよいかもしれません。

気管支ぜんそくの治療の目的は、「完全に症状が出ないようにすること」ではありません。「気管支ぜんそくがあっても、アクティブな生活を送れるようになること」が、治療の目指すところなのです。この時期、「気管支ぜんそくがあるから外で遊んではいけない」「走ってはいけない」などと行動を制限すると、子どもの活動範囲が少しずつ狭まり、交友関係も広がらず、体の発育にも悪影響を及ぼしかねません。

心身の健やかな成長のためにも、積極的に体を動かすことをサポートする姿勢が必要です。

幼児期

運動会や遠足などで気をつけるべきこと

保育所や幼稚園では、定期的に運動会や遠足などのイベントが計画されます。それらは子どもたちにとって大きな楽しみであり、「アレルギーがあるから参加するのは危険」と制限してしまうのは間違いです。状態がよければ、積極的に参加させることが大切です。

とはいえ、アレルギー症状のコントロールがうまくいっていない時期にそのようなイベントがある場合には、無理をさせないことも必要です。特に運動会や遠足などは子どもも興奮しがちですし、職員もあちこちに目を行き届かせなければならないため、普段よりも注意力が散漫になりがちです。そのため、予期せぬ事態が起こることもありますし、日常生活とは異なる場所でどのようなアレルギー症状が出現するか予測できないケースもあります。

またついうっかり、アレルギーの原因となる食べものを食べてしまう誤食は、遠足や運動会など、非日常的なイベントのときに起こりやすいという報告もあります。

運動会や遠足へ参加させる際には、できれば保護者が事前に準備をするようにします。

例えば遠足へ行く場合には、あらかじめ保育士や教師から「どこへ行くのか」「そこで何をするのか」などを教えてもらい、アレルギー反応が起きる可能性があるか、確認しておきます。

もし、ペットの毛でアレルギー反応を引き起こす子どもであれば、動物園へ行って小動物と触れ合えば症状が出現する可能性もあります。

また、牧場でしぼりたての牛乳を飲むイベントには、牛乳アレルギーのある子どもは参加することはできても牛乳を飲むのは難しいでしょうし、パン工場へ見学に行くときには、小麦アレルギーのある子どもには症状が出現するリスクがあるともいえます。

このように遠足へ出かける前に、起こり得る事態を予測して保育士や教師と相談することが大切です。

それから遠足では、給食ではなく自宅からお弁当を持参することも多いと思いますが、食物アレルギーがある子どもは、ほかの子どものお弁当を食べないよう、あらかじめ注意しておくことも必要です。さらに頓服薬を医師から処方されている場合は持参して、万が一のときは使うよう本人と保育士や教師に伝えておきます。

また運動会については、非日常的なイベントであるため、職員が準備に追われ、食物アレルギーに関する手順を忘れたり間違えたりして、誤食の事故が起きる可能性があります。そのほか、遠足や運動会で市販されているおやつや飲みものを提供することも考えられます。本来であれば、できる限り給食で使っている食材を選ぶのが本筋であるにもかかわらず、誤ってアレルギーの原因となる食物が含まれているお菓子や飲みものが配布されることもあります。

もし、そのような食べものを子どもがとってしまった場合には、アレルギー症状が出現し、危険な状態になることもあります。できれば事前に「おやつや飲みものなどを配布する予定はあるのか。あるとしたら、どのような内容で、どんな原材料が使われているのか」などを保育士や教師に確認しておくと良いといえます。

イベントとは関係ない日常においても、アレルギーに対する注意が必要なシーンはたくさんあります。

例えば、保育所や幼稚園では粘土遊びをすることもあると思いますが、なかには小麦が含まれた粘土もあり、アレルギー症状が出現する児童もいる可能性があります。

それから、牛乳パックを使用した工作では、乳成分がパックに残っていた場合、それが口に入ったり、皮膚に触れたりすることでアレルギー症状が出現することもあります。また、節分のときには豆まきをする施設もあるかもしれませんが、大豆アレルギーの子どもが誤食するリスクもあります。

このように、保育所や幼稚園ではさまざまなシーンでリスク対応が求められます。保護者としてできる限りのことを準備したうえで、先生にも協力や指示を仰ぎながら、安全に集団生活を送らせることが大切です。

幼児期

木の実類に対するアレルギーが急増中

近年、増加しているアレルギーに木の実類に対するアレルギーがあります。

これまで、日本人の食物アレルギーの三大原因は、「鶏卵」「牛乳」「小麦」でしたが、２０２１年の調査では、木の実類が小麦を抜いて、初めて3位に入っています。木の実類のなかでも、とりわけクルミに対するアレルギーは急増しており、消費者庁が3年ごとに行っているアレルギーの実態調査によると、クルミアレルギーの発症数は２０１１年に40件だったのが、２０２０年には４６３件と、10倍以上に激増していることが分かりました。さらに、アナフィラキシーショックなどの重篤な症状も２０１１年にはわずか４件だったのが、２０２０年には58件に増えています。

なぜ、木の実類に対するアレルギーが増加しているのかという理由についてはさまざまな見解が聞かれますが、おそらく、木の実の消費量自体が増加していることが影響しているのではないかと考えられています。特に、木の実類に対するアレルギーのなかで増加しているのは、クルミ、カシューナッツ、マカダミアナッツ、アーモンドです。いずれも健康効果が高く、メディアなどでの記事にも触発され、多くの人が食べるようになってきたものばかりです。

また、木の実類は単体で食べるだけでなく、幅広い食品に使用されているため、アレルギー

図26 食物アレルギーを引き起こしやすい食品

	0歳 (1,876)	1・2歳 (1,435)	3-6歳 (1,525)	7-17歳 (906)	≧18歳 (338)
1	鶏卵 60.6%	鶏卵 36.3%	木の実類 27.8%	牛乳 16.9%	小麦 22.5%
2	牛乳 24.8%	牛乳 17.6%	牛乳 16.0%	木の実類 16.8%	甲殻類 16.9%
3	小麦 10.8%	木の実類 15.4%	鶏卵 14.7%	鶏卵 14.5%	果実類 9.8%
4		魚卵 8.2%	落花生 12.0%	甲殻類 10.2%	魚類 7.7%
5		落花生 6.6%	魚卵 10.3%	落花生 9.1%	木の実類 5.9%
6		小麦 5.8%	小麦 6.7%	果実類 7.8%	牛乳 5.0%
7				小麦 7.6%	
小計	96.2%	89.8%	87.5%	82.8%	67.8%

注釈：各年齢群で5%以上の頻度の原因食物を示した。また、小計は各年齢群で表記されている原因食物の頻度の集計である。原因食物の頻度(%)は小数第2位を四捨五入したものであるため、その和は小計と差異を生じる。

出典：消費者庁「令和3年度食物アレルギーに関連する食品表示に関する調査研究事業報告書」

の人が急増しているのではないかという意見もあります。確かに木の実類はパンやお菓子にもよく用いられますし、カシューナッツペーストを使ったカレールーなども市販されています。

そのため、木の実類を食べているという意識はなくとも、知らず知らずのうちに摂取しているケースも多く、食物アレルギーを発症する人が増えているのではないかと考えられます。

成長するにつれて行動範囲が増え、例えば親戚からケーキをもらう、ほかの子からおやつをもらうといった場面も出てきます。

保護者が新たなものを食べさせない、新たなものを食べるときは少量から食べさせるということを徹底することは重要ですし、もし木の実類を食べて呼吸が苦しくなったり、意識が遠のいたりしたといった重篤な症状が見られたら、早めに医師の診察を受けることが必要です。

幼児期

食物アレルギーと診断されたら、どう対応するか？

特定の食べものを食べてアレルギー症状が出た場合には、かかりつけ医に相談します。現在、日本における食物アレルギー治療の原則は、「正しい診断による、必要最小限の原因食物の除去」です。

つまり、完全に除去する必要はなく、原因となる食べものでも症状が誘発されない範囲までは、食べることがすすめられているのです。あるいは、「生ではアレルギー反応が出るけれど、ゆでたり、炒めたり加熱したら食べられる」という場合もあります。

また思い込みや不安によって過剰に食べものを除去してしまうこともよくあります。

例えば鶏卵アレルギーがある子どもに対し、「鶏卵がダメなら魚卵もダメに違いない」「鶏の卵がダメなら、鶏の肉もダメに違いない」と勝手に判断して、必要以上に除去してしまうということです。

食物や花粉などに含まれるタンパク質の構造が似ている場合、原因食品以外でも症状が誘発されることを交差抗原性といいますが、この場合鶏卵と魚卵の間にも、鶏卵と鶏肉の間にも交差抗原性はほとんどなく、鶏卵に対してアレルギー反応を持つ人が魚卵や鶏肉を食べても問題はありません。

ほかにソバやピーナッツと、ナッツ類、甲殻類など「アレルギーがありそうだから念のため除去しよう」という方はよく見かけます。もしそうなら、医師と相談しながら本当に食べて症状が出るのかを食物負荷試験などを通して判断し必要最小限度の除去を目指すべきです。

幼児期

口腔アレルギー症候群の低年齢化に注意

食物アレルギーのタイプの一つに「口腔アレルギー症候群」があります。これは果物や生野菜を食べたあと、数分以内に唇、舌、口の中や喉にかゆみやしびれ、むくみなどが出現するというもので、幼児から成人まで幅広く見られます。

実は近年、「口腔アレルギー症候群を発症する年齢が年々、低くなっている」ということが報告されています。以前は成人の女性に多いとされていましたが、最近では幼児や学童にも見られます。

口腔アレルギー症候群は花粉症との関連性が非常に高く、欧米では以前からシラカンバの花粉との交差反応が指摘されており、シラカンバの花粉にアレルギー反応を示す人は、口腔アレルギー症候群を起こしやすいとされてきました。そのため、口腔アレルギー症候群を示す人は、シラカンバの自生地域に多く認められていました。

ロート製薬株式会社の調査によると日本でも花粉症との関連性が疑われており、「花粉症の子どもを対象に、果物を食べて口や喉にかゆみやピリピリ感を感じたことがあるかと尋ねたところ、20・6％の子どもがあると回答した」という研究報告もあります。また「ある」と答えた子どもたちに症状が起きたときに食べていた果物を尋ねたところ、「リンゴ・モモ・キウイ」と回答したのが50・0％、「メロン・スイカ」と回答したのが38・9％でした。

なぜ、花粉症を発症していると、口腔アレルギー症候群を引き起こしやすいのかというと、生野菜や果物のアレルゲンは花粉のアレルゲンと構造が似ているためです。つまり、花粉症の人が特定の果物や野菜を食べると、体内の免疫機能は「花粉が侵入してきた」と勘違いして誤作動を起こし、口腔アレルギー症候群を発症することがあるのです。このように、体内の特異的ＩｇＥ抗体が構造の似たアレルゲンと反応し、ほかのアレルギー症状を引き起こすことを交差反応といいます。
研究により、花粉と交差反応を示すリスクが高い果物や野菜が明らかになっています。

図27 交差反応の仕組み・花粉と交差反応が確認されている主な果物と野菜

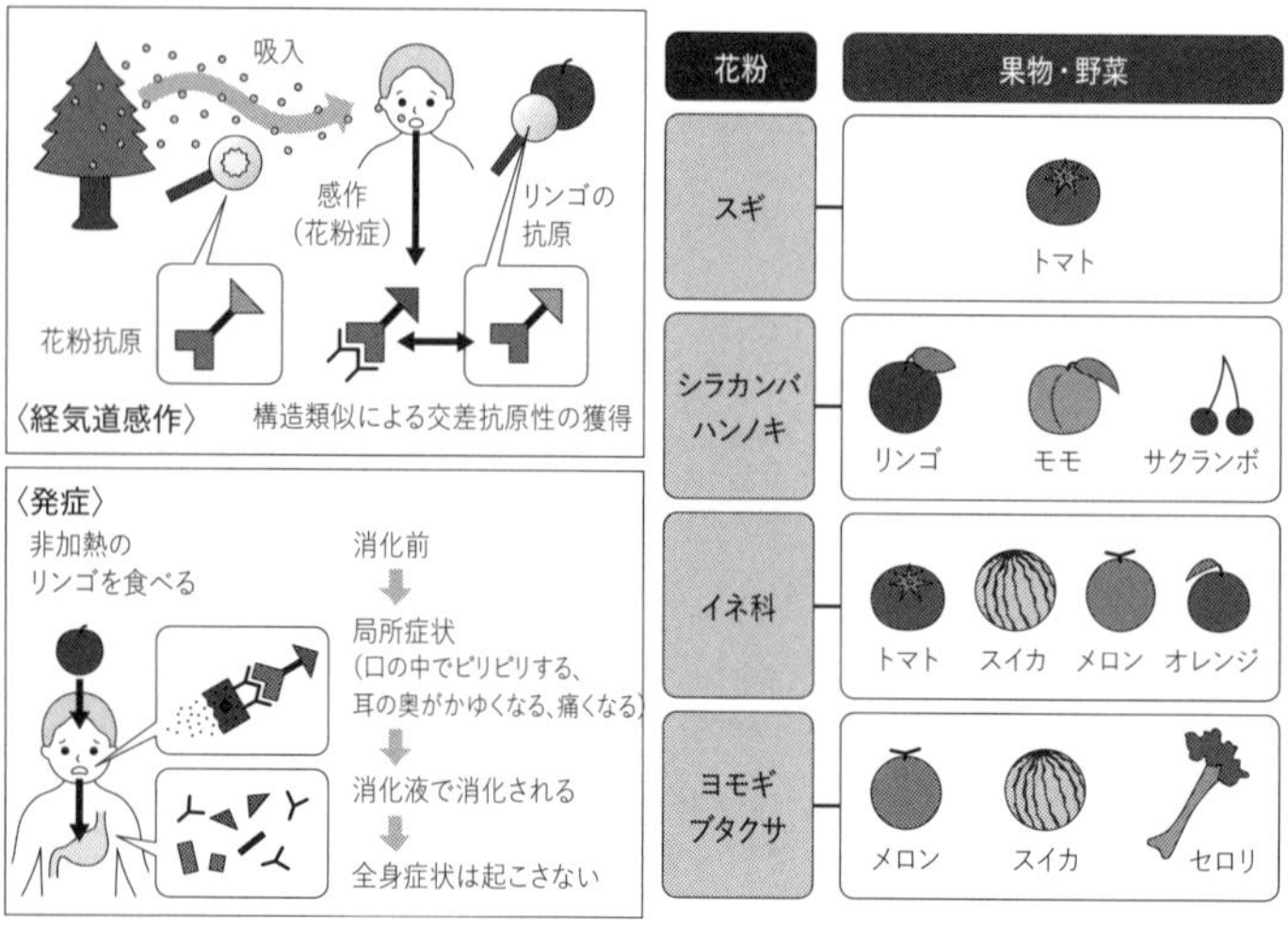

出典：（左）独立行政法人 環境再生保全機構
「ぜん息予防のための食物アレルギー対応ガイドブック2021改訂版」
（右）協和キリン株式会社・花粉症ナビ「口腔アレルギー症候群（OAS）」

近年、口腔アレルギー症候群だけでなく、花粉症の発症年齢もどんどん低くなっています。かつては思春期以降に発症することが多いと考えられていましたが、最近では学童期や幼児期に発症する子どもも多く、なかには2～3歳で発症する子どももいます。

花粉症の症状が現れ始める年齢が徐々に低年齢化している理由としては、スギ花粉の増加や大気汚染、さらに、アレルギー体質・アトピー素因を

図28 子どものスギ花粉症有症率推移

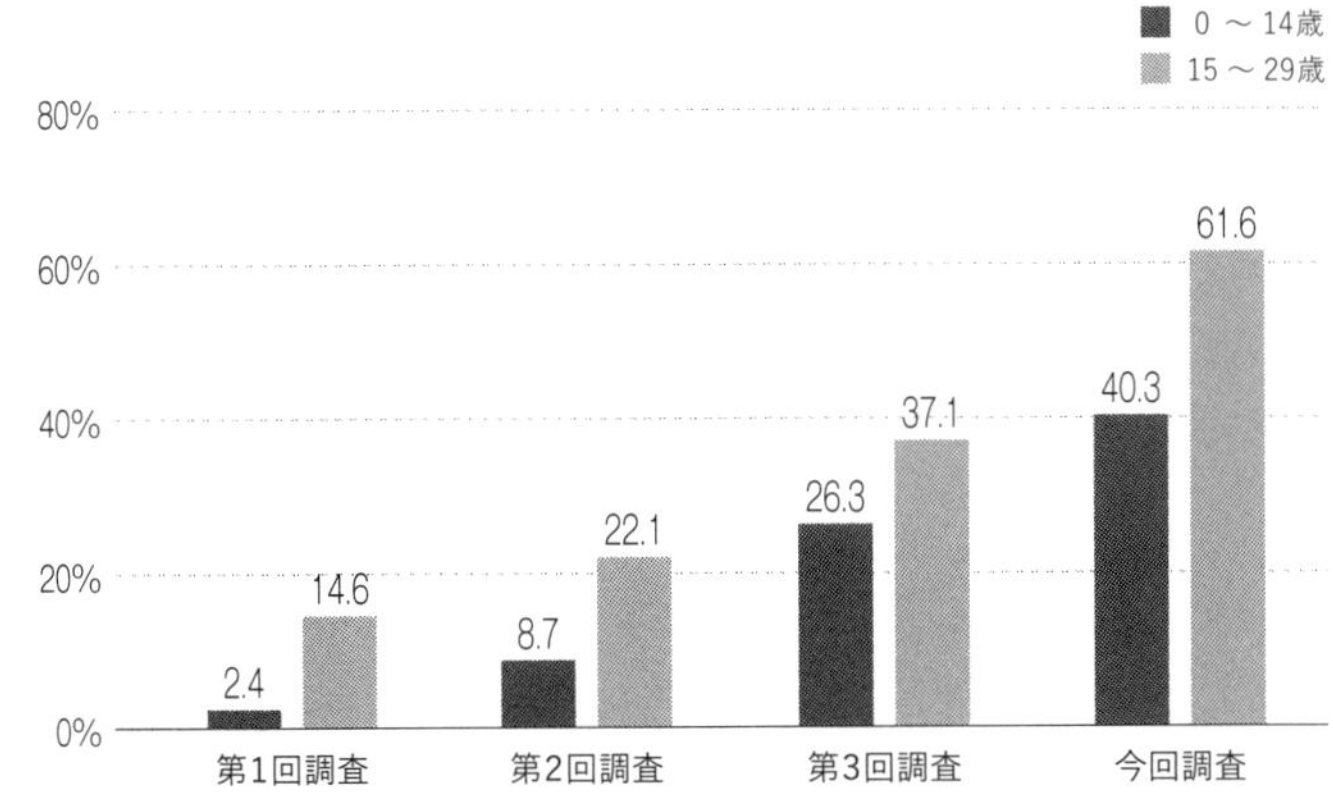

［調査実施年度］
第1回調査：昭和58年度～昭和62年度、第2回調査：平成8年度、
第3回調査：平成18年度、今回調査：平成28年度

出典：東京都福祉保健局「花粉症患者実態調査報告書（平成28年度）」を改変

持って生まれている子どもが増加していることなどが考えられます。

特に興味深いのは、「春や夏に生まれた子どもはスギ花粉症を発症するリスクが高い」という日本アレルギー学会の研究です。これは国内で行われた研究で、2023年に発表された論文では、「春と夏に誕生した子どもは冬に生まれた子どもよりも花粉症になる可能性が高かった」と報告されています。その原因としては生まれたときからスギ花粉に暴露されていることや、体内のビタミンDの濃度などのほか、さまざまな要素が考えられています。

口腔アレルギー症候群は、食べも

のを摂取してすぐにアレルギー反応を示す即時型食物アレルギーと比べて、ショック症状に陥るリスクはそれほど高くありません。ただし、カバノキ科の植物の花粉に対してアレルギーがある人は大豆や大豆製品を摂取するとアナフィラキシーショックを引き起こすことがあります。

同様に、ヨモギの花粉に対してアレルギーがある人は、スパイスを摂取するとアナフィラキシーショックを起こすことがあるので注意が必要です。

幼児期

こんな症状が見られたらアレルギー性鼻炎かもしれない

アレルギー性鼻炎の症状が見られ始めるのは、幼児期の頃といわれています。ただし発症年齢には個人差が多く、2歳頃に現れる子もいれば、もう少し年齢が上がって発症する子もいます。

アレルギー性鼻炎は食物アレルギーのアナフィラキシーショックのように、命に関わる重篤な疾患ではありません。しかしアレルギー性鼻炎の症状は睡眠不足や集中力の低下を招き、生活の質を著しく低下させてしまいます。また、鼻の粘膜が炎症を起こしたままにしておくと中耳炎や副鼻腔炎などを繰り返しやすくなります。

そのため、「アレルギー性鼻炎かもしれない」と思ったら早期に手を打つことが必要です。

アレルギー性鼻炎の三大症状はくしゃみ、鼻水、鼻づまりです。

子どもはうまく症状を伝えられないことが多く、気づいたらアレルギー性鼻炎が重症化していたということもあります。また、「風邪と思ってそのままにしていたら、実はアレルギー性鼻炎だった」という場合もあります。

幼児期

舌下免疫療法は幼児期に始められる

アレルギー性鼻炎の原因にダニやスギが考えられる場合には、舌下免疫療法も検討します。

舌下免疫療法とはアレルゲン免疫療法の一つであり、アレルギーの原因となるアレルゲンを少量ずつ投与することで体をアレルゲンに慣らし、不快なアレルギー症状を緩和する、という治療法です。

舌下免疫療法は自宅でも簡単に行うことができ、痛みも副作用もほとんどないアレルギーの治療法です。しかしただ一つ、デメリットを挙げるとしたら、「1～2分間、治療薬を舌の下にとどめなければならない」ということです。

治療自体は2歳や3歳などの小さな子どもでも行うことができる安全性の高いものですが、小さい子どもにとっては「舌の下に治療薬をとどめる」という行為が難しいため、できる子どもとできない子どもがいるのは事実です。一般的には5歳が治療開始の目安とされており、「子どもに対する舌下免疫療法の効果は成人と変わらない」とされています。

治療の下準備として、私のクリニックでは「舌の下に薬剤をとどめる練習」を行っています。どういうことかというと、お菓子のラムネを舌の下に入れ、「そのまま置いておいてね」というように子どもに指示するのです。うまくいくようになれば私のクリニックでは5歳未満でも舌下免疫療法を行っています。

子どもは大人に比べて症状が軽度なことが多いので、治療効果を得やすいというメリットもあります。ぜひ、子どものうちにこうした治療を始めてほしいと思います。

幼児期

アドレナリン自己注射薬の使用方法

アレルギー疾患で怖いのは、アナフィラキシーが起きることです。

アナフィラキシーとは、医学的に「アレルゲンなどの侵入により複数の臓器に全身性のアレルギー症状が現れて生命に危機を与え得る過敏反応」と定義されています。さまざまあるアレルギー反応のなかでも、最も重篤な状態であり、ただちに医療機関を受診しないと命を落とすこともあります。

アナフィラキシーが起きると、多くの場合、以下の症状が現れます。

○皮膚症状
全身に及ぶ発疹、赤み、強いかゆみ

○粘膜症状
唇、舌、口の中などが腫れる

これらの症状に加え、以下の症状が急激（数分から数時間程度）に発症します。

○呼吸器症状

呼吸困難、気道狭窄《きょうさく》、喘鳴、低酸素血症、声のかすれ、持続する咳き込み

○循環器症状

血圧低下、意識障害

○消化器症状

腹部の強い痛み、繰り返す嘔吐

しかしなかには皮膚症状や粘膜症状が出現しないアナフィラキシーもあるため、たとえそれらの症状がなくても、アレルギーの疑われるものを食べたり触れたりしたときに急激に血圧が下がったり、失神や失禁が見られたり、気管支けいれんや呼吸困難などを感じたりしたときにはアナフィラキシーを疑うべきであるとされています。

場合によっては唇や爪が青白くなったり、ぐったりしたり、意識が朦朧《もうろう》としたりすることもあります。いずれにしても、アナフィラキシーの場合にはただちに病院へ運ぶことが必要です。

アナフィラキシーの多くは食物や薬剤のほか、ハチなどの昆虫の毒が原因となって発症します。その中でも多いのは食物ですが、重症化しやすいのはハチ毒と薬剤といわれています。研究により、心肺停止になるまでの時間は食物アレルギーで30分、ハチ毒アレルギーで15分、医薬品のアレルギーで5分とされています。

子どもに限らず大人でも発症し、特に子どもでは卵、牛乳、小麦、木の実に対するアレルギーでアナフィラキシーを引き起こすことが少なくありません。また成長に伴って活動量が増えると、食物依存性運動誘発アナフィラキシーを発症する子どもの数が増え、このタイプの食物アレルギーはアナフィラキシーが起きるリスクが高いとされています。

アナフィラキシーが起きたら、命を守るためにも、即座に対応することが必要です。ただ、今の状態がアレルギー症状なのか、その重症であるアナフィラキシーなのかを判断する必要はありません。アレルギーチェック表を見て対応することで、アナフィラキシーにも十分対応できるのです。

5分以内に緊急度が高い症状からチェックします。呼びかけに反応がなく、呼吸がなければただちに心肺蘇生を行います。ぐったりしている、息がしにくい、持続する腹部の強い痛みがあるなどの全身症状が見られれば救急搬送です。呼吸器、消化器、目・口・鼻・皮膚などの部分的な症状の場合は速やかに医療機関で受診します。軽度であれば安静にして経過観察を行います。

これらの対応と同時に、アドレナリン自己注射薬を持っていればすぐに使用します。

アナフィラキシーは保育所や幼稚園などでも起こることがあります。そのため厚生労働省の「保育所におけるアレルギー対応ガイドライン」でも、「保育所において、乳幼児がアナフィラキシーショックに陥り生命が危険な状態にある場合には、居合わせた保育所の職員が、本ガイドラインにおいて示している内容（事前の備えを含む）に即して、『エピペン®』を（自ら注射できない）子ども本人に代わって使用（注射）しても構いません」と述べられています。

そのため、医師からエピペン®を処方されている子どもを保育所や幼稚園などへ通わせる場合には、必ずその旨を職員らへ伝えること、そして、職員らはエピペン®の使い方を十分に周知しておく必要があります。

近年ではアレルギー対応の研修などをしている施設も多くなっており、エピペン®の理解も深まっています。

6～13歳／学童期

食物アレルギーの範囲が拡大する

食物アレルギーの特徴は、子どもの成長に合わせてアレルギーの原因となるアレルゲンが変化していくということです。乳児では圧倒的に卵、牛乳、小麦の順番でアレルギー反応を引き起こす頻度が高く、1、2歳では木の実類や魚卵、落花生が加わり、さらに7歳以降になると甲殻類や果物などに対してもアレルギー反応を示す子どもが出てきます。

甲殻類アレルギーが起きる原因は、トロポミオシンと呼ばれるタンパク質です。これは、エビやカニにも含まれているため、「エビが食べられない子どもはカニもダメ」ということになるケースが少なくありません。

ただし、甲殻類の新規アレルゲンである筋形質カルシウム結合性タンパク質もアレルゲンとなることがあり、この場合は「エビにはアレルギー反応を示すけれど、カニなら食べられる」ということが大半です。

甲殻類アレルギーの症状が出るかどうかは、加熱をするかどうかによっても異なります。「生食だとアレルギー反応を示すけれど、加熱処理をすれば大丈夫」ということもありますし、「生食でも加熱をしてもダメ」ということもあります。

また、「普段は加熱をすれば食べられるけれど、体調が悪いときに食べると加熱をしてもアレルギー反応を示す」ということがあるので注意が必要です。

甲殻類アレルギーは一度発症すると治りにくいことで知られており、また、アナフィラキシーを起こしやすいとされています。卵や牛乳に対するアレルギーは、大人になるにつれて自然に改善することもありますが、その一方で、甲殻類のように治りにくいアレルギーもあります。治りにくいアレルギーには甲殻類のほか、ピーナッツやソバが知られており、これらはうっかり摂取すると重篤なアナフィラキシーを引き起こすことがあります。また、普段これらの食品を一切取らなかったとしても子どもが成長するうえで、栄養的に問題がないとされているため、医師の指示に従い、完全除去が推奨されることもあります。

そのほか、学童期になるとますます口腔アレルギー症候群が出現することが多くなります。特に花粉症の症状が見られる場合には、リンゴ、モモ、キウイなどの果物を食べたあとでアレルギー反応が見られたら、早めに医師の診察を受け、口腔アレルギー症候群かどうか診察してもらうことが必要です。

図29 食物依存性運動誘発アナフィラキシーを悪化させる主なことがら

ことがら	例
体調	疲れ、睡眠不足、風邪、生理
気象条件	温度・湿度の変化
自律神経	ストレス
薬物など	解熱鎮痛剤の成分、アルコール
花粉症	摂取した野菜や果物に花粉に対する抗体が反応する

出典：日本医師会 「健康ぷらざ No.366」

それから食物依存性運動誘発アナフィラキシーを発症する子どもも増えてきます。

食物依存性運動誘発アナフィラキシーは特定の食べものを摂取したあとに運動負荷が加わることによってアナフィラキシー症状が誘発される、というタイプのアレルギーで、アレルゲンとなるものを食べただけではアレルギー症状が出現しないという特徴があります。

多くの場合、食べものを取ってから2時間以内に運動をすると症状が現れ、原因となる食べものには小麦、エビ、果物が多いとされています。

小学校高学年や中学生くらいの年齢で発症することが多く、特に、昼食後の休み時間や、5時間目の体育の時間、運動系の部活の時間などに起きやすいといわれています。

全身のじんましん、むくみ、激しい咳、呼吸困難などが現れ、急激に血圧が低下してショック症状を引き起こすこともあります。そのため、至急救急車を呼んで病院へ搬送しなければ、命のリスクになることもあります。

もし食物依存性運動誘発アナフィラキシーが疑われる場合には、医療機関で問診とアレルギー検査により、原因となる食べものを絞り込み、誘発試験を実施することがあります。ただし、それだけでは確実に診断をすることができず、また、必ずしも運動をしたあとだけに症状を引き起こすのではなく、「入浴をした」「非ステロイド性抗炎症薬を内服した」など、さまざまな要素が引き金として考えられます。

食物依存性運動誘発アナフィラキシーに対する予防薬は現在のところ開発されていません。そのため症状の再発を予防するには、原因となる食べものを確定するだけでなく、子どもや保護者が食物依存性運動誘発アナフィラキシーのことをしっかり学び、適切に対処できるように理解しておくことが重要です。

とりわけこの時期の子どもに対して大切なのは、「これまで親がやっていたことを、子どもに少しずつやらせていく」ということです。

食物依存性運動誘発アナフィラキシーを予防するためには、「アレルゲンとなる食べものを摂取したら、食後数時間は運動をしない」ということが重要であり、それを子ども自身が理解し、自分で行動できるようにすることが大切です。食べものを取るときには、原材料をしっかり確認したり、コンビニなどでおにぎりやお弁当、パンなどを購入するときには成分表示をチェックしたり、そうした行動を主体的にできるようになる必要があります。

特に、子どもはこのあと反抗期を迎えます。反抗期の子どもにそうしたことを指導するのはなかなか難しい場合もありますから、反抗期になる前の学童期に「自分のアレルギー症状をコントロールするのは、親ではなく自分である」という意識を植え付けることが大切です。

学童期

学校行事で気をつけるべきこと

小学校に入学すると、学校での行事に参加する機会が多くなります。林間学校や修学旅行のほか、キャンプやハイキングなど、屋外でのイベントを行う学校もあると思いますし、積極的に海外へ語学研修に出かける学校もあると考えられます。

アレルギーのある子どもがそうした行事に参加する場合、気をつけたほうが良いことをまとめてみます。

①修学旅行での食事は学校・施設と三者で協議する

修学旅行などでは、全員がそろって同じメニューを食べることも多いため、食物アレルギーのある子どもは慎重な対応が必要になります。市販の食品では原材料が表示されていますし、家庭で食べるものについては、食事を作る人が除去すべき食品を心得ていますから、誤食の可能性は低くなります。

しかし、修学旅行中に宿泊施設や外出先で食事をする場合には、調理担当者がアレルギー対応できるのかどうか、事前に学校から宿泊先や飲食店などへ確認をとってもらわなければなりません。

普段の給食同様、修学旅行中の食事においては、「疑わしい食べものについては、完全除去する」のが鉄則です。その鉄則を守るうえでなによりも大事なのは、事前に保護者と学校が、除去する必要がある食べものについて情報を共有することです。その際には主治医に作成してもらった生活管理指導表をもとに、学校の関係者と認識を再確認しておきます。

もし、食事内容がビュッフェ形式であり、自分で食べたいものを好きにとることができれば、アレルギー反応を引き起こす原因となる食品を選択しないことで予防できます。もちろん、子ども自身が「どの食品がアレルギー反応を引き起こすのか?」ということについて正しい理解を得ていることが前提になりますから、旅行の前には改めて除去すべき食べものについて、保護者が子どもへ確認することをおすすめします。

それから、修学旅行生を多く受け付けている地域では、自治体から修学旅行で訪れる学校へあらかじめ事前調査票を渡すことがあります。学校は各家庭へその調査票を配り、アレルギーの内容などを書き込んで提出してもらいます。そしてそれに基づき、必要に応じて宿泊施設や食事提供施設と学校、保護者が具体的な調理方法について相談する場合もあります。

対応は地域や施設によって異なり、なかには宿泊施設や食事提供施設から、「アレルギーに配慮した食事を提供するのは難しい」という返答が届いてしまうこともあります。その場合には学校とよく相談をし、「ほかの飲食店からアレルギー対応した別メニューを手配する」などの対応策が必要になります。

②宿泊先近くの医療機関をチェックする

保護者にとって心配なのは、「出先で重篤なアレルギー反応を起こしたら……」ということだと思います。そうした不安を払拭するために、宿泊先近くの医療機関をあらかじめチェックしておきます。

さらに万一アナフィラキシーなどが起こったとき、スムーズに医師の診察を受けられるよう、かかりつけ医から紹介状をもらっておくことが大切です。紹介状には「どんなアレルギー疾患があるのか」「現在、どのような治療を行っているか」「普段服用している治療薬はあるか」などの情報を書いてもらいます。

実際にこれまで「牛乳アレルギーのある子どもがうっかり、修学旅行先で乳製品を誤飲してしまい、アレルギー症状が出たものの、親が子どもに紹介状を持たせていたため、近隣のアレルギー専門医が迅速に治療してくれた」というケースもありました。

もし、修学旅行で海外へ出かける場合には、英文の紹介状を用意しておくと便利です。

③万が一のために、子どもに常備薬とエピペン®を持参させる

アレルギーのある子どもが修学旅行などに参加するときには、必ず常備薬を持たせます。常備薬のほかにも持たせたほうが良い薬があるか、あらかじめかかりつけ医に確認すると、いざというときにも安心だと思います。

それから、かかりつけ医からエピペン®を処方されている場合には、忘れずに持参します。子どもがアナフィラキシーにより、意識が朦朧としている場合などは、自分で打つことができませんから、教師が代わりに打たなければならないこともあると思います。

そのようなシーンを想定し、事前に教師へ子どもにエピペン®を持たせること、そして、万が一のときには代わりに打ってもらいたいことなどを伝えておくと安心です。

アレルギー対応によく慣れている宿泊施設や食事提供施設もあれば、そうでないところもあります。そのため修学旅行などの前には、親は学校などへ確認する項目が増え、手間に感じることもあると思います。

しかし、最も大切なのは、アレルギーの有無にかかわらず、子どもが修学旅行を通して充実した時間を経験でき、普段の生活では体験できないようなことを通じて成長できることです。そうした目的を踏まえ、安全かつ安心して校外学習へ参加できるよう、万全に準備をして送り出してあげることが大切です。

学童期

抗体医薬品も使えるように

アレルギーの疾患に対する治療薬は、めざましい勢いで進化しています。そのなかで現在、最も注目を集めているのが抗体医薬品です。

抗体医薬品とは、体内に備わる抗体の仕組みを活用し、病気を治療したり予防したりする、新しいタイプの医薬品のことをいいます。生物学的製剤とも呼ばれます。

人間の体には、体内に入ってきた病原菌などの異物を排除するために、抗体というタンパク質を作り出す機能があります。体のなかに侵入した異物のことを抗原といい、抗体は抗原に対して特異的に結合し、その異物を体外へ排出したり、無毒化したりします。こうすることで病気の感染が防がれ、また、次回抗原が体内へ侵入してきたときにも、抗体が抗原と結合して、その異物を除去してくれるのです。

抗体医薬品は、この抗体の仕組みを応用し、一つの抗体が一つの抗原をピンポイントで狙い撃ちします。従来の医薬品に比べてターゲットとなる抗原が明確であり、また、その抗原だけを狙うため、ほかの正常な細胞に与える影響が微小で、副作用も少ないというメリットがあります。

これまで抗体医薬品が積極的に用いられてきたのは、有効な治療法が見つかっていない難病や、治療が難しいがんなどの疾患に対してですが、近年では世界的に患者数が増えていることもあり、アレルギー疾患に対しても次々と新薬が登場しています。

例えばぜんそくやスギ花粉症、じんましんなどの治療で用いられる薬に、ゾレア®（有効成分オマリズマブ）というものがあります。

図30 抗体医薬品

種類 一般名（薬剤名）	保険適用疾患	適用年齢	在宅自己注射
抗IgE抗体 **オマリズマブ**（ゾレア®）	気管支ぜんそく	6歳以上	参照 可
	特発性慢性じんましん	12歳以上	
	重症スギ花粉症		不可
抗IL-5抗体 **メポリズマブ**（ヌーカラ®）	気管支ぜんそく	6歳以上	参照 可
	好酸球性多発血管炎性肉芽腫症	15歳以上	
抗IL-5受容体抗体 **ベンラリズマブ**（ファセンラ®）	気管支ぜんそく	15歳以上	不可
抗IL-4/13受容体抗体 **デュピルマブ**（デュピクセント®）	アトピー性皮膚炎	6カ月以上	可
	鼻茸を伴う副鼻腔炎	15歳以上	
	気管支ぜんそく	12歳以上	
IL-31受容体抗体 **ネモリズマブ**（ミチーガ®）	アトピー性皮膚炎	13歳以上	可
抗TSLP抗体 **テゼペルマブ**（テゼスパイア®）	気管支ぜんそく	12歳以上	可

出典：KOMPAS慶応義塾大学病院　医療・健康情報サイト

これは抗ＩｇＥ抗体治療薬であり、その名のとおり、特異的ＩｇＥ抗体に対してのみピンポイントで働く抗体医薬品です。

例えばスギ花粉症の場合、スギ花粉が鼻の粘膜に付着すると、体内で花粉が「異物である＝抗原」として認識され、ＩｇＥという抗体がたくさんつくられます。このＩｇＥにスギ花粉がくっつき、さらに人のマスト細胞と結合すると、マスト細胞からヒスタミンなど、アレルギーを引き起こす物質が大量に放出されます。

その結果、くしゃみや鼻水が止まらなくなったり、鼻が詰まったりするのが花粉症です。従来用いられてきた花粉症治療薬は、抗ヒスタミン薬が中心でした。つまり、ヒスタミンの働きを抑制することでアレルギー反応を抑えるのです。

しかし抗ＩｇＥ抗体治療薬の場合、その一歩〝上流〟でアレルギー反応を食い止めます。すなわち、ＩｇＥ抗体がマスト細胞に結合しないようにブロックするのです。ＩｇＥ抗体がマスト細胞とくっつくことができなければ、ヒスタミンなどの物質が大量に放出されずに済みますし、くしゃみや鼻水などの症状に悩まされることも少なくなります。

もともとオマリズマブはぜんそくの治療薬として用いられ、やがてじんましんや重症のスギ花粉症に対しても保険適用になりました。

ただし年齢制限が定められており、重症のスギ花粉症やじんましん患者に対しては12歳以上、ぜんそくの患者に対しては6歳以上が使用を認められています。

そのほかにも、アレルギー疾患に対してはさまざまな抗体医薬品が登場しており、ぜんそくの治療においてはヌーカラ®（有効成分メポリズマブ）があり、これも6歳以上で使用できます。

もっと年齢が上がれば、12歳や13歳、15歳以上に適用となる新薬も多く存在するので、対象年齢になってコントロールが不十分だと感じるようならかかりつけ医に「抗体医薬品を使用したほうが良いか？」と確認してみるのも良いと思います。

さらに近年では、ＪＡＫ阻害薬といって、細胞内の情報伝達に必要なＪＡＫという酵素にくっついて情報伝達の経路を断つ新薬も次々と開発が進んでいます。

従来は関節リウマチや潰瘍性大腸炎の治療において主に適応とされてきましたが、その一方、アトピー性皮膚炎治療の分野でも多くのＪＡＫ阻害薬が研究されており、すでに、生後6カ月以上に使用が認められているコレクチム®軟膏（有効成分デルゴシチニブ）は、外用のＪＡＫ阻害薬としては世界初となるものです。

そもそもアトピー性皮膚炎の症状には、サイトカインと呼ばれる炎症性物質が深く関与しています。皮膚に炎症が起きると、体内では皮膚が過剰に免疫反応を起こし、インターロイキン－4やインターロイキン－13といったサイトカインがたくさん産生されます。そしてこれらのサイトカインが知覚神経に作用したり、神経を活性化したりすることで、激しいかゆみが引き起こされます。

このサイトカインを細胞内に伝達する酵素が、ＪＡＫです。そのため、ＪＡＫ阻害薬を使用するとこの働きが抑えられ、サイトカインの伝達がブロックされます。それにより、激しいかゆみなどの症状を引き起こすことが軽減されるのです。

アトピー性皮膚炎の治療においてはコレクチム®軟膏（有効成分デルゴシチニブ）のほかにも多くの薬剤が登場しており、例えばリンヴォック®錠（有効成分ウパダシチニブ）やサイバインコ®錠（有効成分アブロシチニブ）は12歳から使用することができるアトピー性皮膚炎の飲み薬です。

私も使用したことがありますが、良い効果を感じられるものばかりでした。しかし、臨床試験で安全性は示されていた薬剤とはいえ本当に必要な患者へ使うように心がけています。

アレルギーを発症する患者数の増加に伴い、新薬の開発も日進月歩の勢いで進んでいますから、医薬品に関したニュースに注目したり、医師から新薬の情報を得たりすることも、効果的な治療に必要です。

一つ注意してほしいのが、抗体医薬品などの新薬はおおむね高額であることが多いということです。ただし子どもが治療を受ける場合には、現在多くの地域で医療費助成を受けられるため、確認することをすすめます。

学童期 小児科から内科へバトンタッチするタイミングは？

小学校を卒業する頃になると、そろそろ「子ども期」から「大人期」へ移行する準備を始めてもよい時期です。

子どもが病気になったときに受診するのは、一般的に小児科ですが、「いったい、小児科は何歳まで診てくれるのだろう」と気になる人も多いと思います。

通常は15歳（中学3年生）が一つの区切りとなり、それまでは小児科の対象となりますが、中学校を卒業する頃には大人と同じ、内科やほかの専門科目を受診するのが一般的です。

15歳になると、大人と同じ分量の薬を処方できるようになりますし、体の機能としてもほぼ大人と変わらなくなります。そのため15歳を目安として、小児科から内科への移行時期としているのです。

場合によっては、「お母さんが内科を受診するついでに、子どもの病気も診てもらう」というように、子どもでも内科を受診することがあると思います。しかし、小児科が対応するのは病気だけではありません。心と体が健やかに成長していくことができるように、メンタルや生活習慣、学習、知育、友人関係、発達、性などさまざまな分野で子どもをサポートしています。また子どもの場合は新生児、乳児、幼児、学童期、思春期へと、成長を重ねるにつれて、その時期特有の病気や困りごとなども出現します。

小児科医は、いわば「子どもの総合医」ですから、15歳になるまでは、ぜひ、信頼できる小児科を受診してほしいと思います。

そして、その後は内科など大人と同じ医療機関を受診することになりますが、かかりつけ医をチェンジするうえで重要なのは、いかにうまくバトンタッチできるかということです。

特にアレルギーは疾患が広範囲にわたるので、これまではすべてのアレルギー疾患を小児科で診てもらっていたのに、「気管支ぜんそくは呼吸器内科」「アレルギー性鼻炎は耳鼻咽喉科」「食物アレルギーはアレルギー科や皮膚科」というように、疾患に応じて受診する科目を変えなければならないこともあります。

それぞれのアレルギー疾患は互いに深く関連しながら症状が改善したり、増悪したりを繰り返しますから、すべての治療を統合することが、病態のコントロールには必要です。

いったいどうしたら、スムーズに「子ども期」から「大人期」へのアレルギー治療へ移行することができるのかというと、自宅の周囲に「アレルギー専門医」を探すことが必要です。

アレルギー専門医を標榜《ひょうぼう》するには、すべてのアレルギー疾患に対してまんべんなく知識を備え、経験を重ねていることが求められますし、日本アレルギー学会が定める厳しい要件を満たしていなければなりません。

そのため、アレルギー専門医を受診すれば、気管支ぜんそくでも、アトピー性皮膚炎でも、食物アレルギーでも、疾患を問わずアレルギーに対する治療を受けられると考えて間違いありません。

また、小児科から大人と同じ医療機関へ転院するにあたり注意したいのが、通常、どの医療機関も小児科と違って手取り足取り、指導してくれるわけではない、ということです。

小児科の場合、初めて子育てする人も多く来院するので、投薬の仕方やケアの方法、食事の与え方、日常での注意点など、事細かに説明してくれるところが多いと思います。しかし大人と同じ医療機関の場合には小児科ほどの説明がないことが多くなります。いつまでも子どもではないので、子どもが自分の病気を認識し治療の必要性を知っておくべきです。

そのため、保護者や子どもが主体的に疾患について調べ、知識を持ち、対処法を学ぶ姿勢が必要になります。保護者のみならず子ども自身も「主治医におまかせ」ではなく、積極的に病気と向き合う姿勢を身につけることは、15歳になって転院する際に役立ちますし、そうした主体性を養うことは今後、人間として成長していくうえでも重要です。

学童期

病識を持たせ、セルフケアができるようにする

「子どものアレルギーを管理するのは親の役目」という時期は、もうそろそろ終了を迎えます。

セルフケアによって自分自身の管理を自分で行っていくという自覚をもたせることが重要です。

○ぜんそくやアレルギー性鼻炎などの薬を毎日忘れずに使用する
○アトピー性皮膚炎のスキンケアを行う
○舌下免疫療法を（親にいわれなくても）自分で行う
○アナフィラキシーが起きたら、自分でエピペン®を太ももに注射する
○食物アレルギーの症状が出ないように、食べものを購入するときには必ず成分表示を確認する
○運動誘発性ぜんそくがある場合には発作が起きないように、運動する前にあらかじめ吸引しておく

小学校を卒業する前には、こういったことを、子どもが主体的に行えるようになることが理想です。

小児ぜんそくのある子どもには「ぜんそく日誌」を自分でつけることを推奨しています。ぜんそく日誌とはその日の状況や体調を記録するもののことで、これを継続することで、小児ぜんそくが悪化するタイミングを自分でも把握できたり、自分でも分からないうちに小児ぜんそくの状態が悪くなるのを事前に知ることができたりして、対策を打てるようになります。

ぜんそく日誌には、以下の項目を書き込むことをすすめています。

①天気の変化：前の日と比べて気温が急に下がると、小児ぜんそくの発作が起きる人が増えます。また、季節の変わり目は体調が悪くなる人が増えます。

②普段の生活：学校に行けましたか。体の調子は良かったですか。ぐっすり眠れましたか。運動はできましたか。

③体の症状：熱はありませんか。鼻水は出ていませんか。咳は出ませんか。

④ぜんそく発作：息苦しさがあったら苦しさを大・中・小で書いてください。運動をして症状は出ませんでしたか。

⑤薬：予防の薬（長期管理薬）は吸いましたか、飲みましたか。発作止めの薬は吸いましたか、飲みましたか。吸った人は何回吸ったかを書いてください。

それから気管支ぜんそくの場合にはピークフローメーターという器具を使うことで、気道で起きている炎症の状態を数値として視覚化することができます。ピークフローとは、力いっぱい息を吐き出したときの息の速さ（速度）の最大値のことであり、器具に向けて思いきり息を吹き込むだけで、簡単に測定できます。

これを朝と夜、または朝・昼・夜に測定してぜんそく日誌に記録しておくと、気管支ぜんそく

図31 ピークフローの測り方

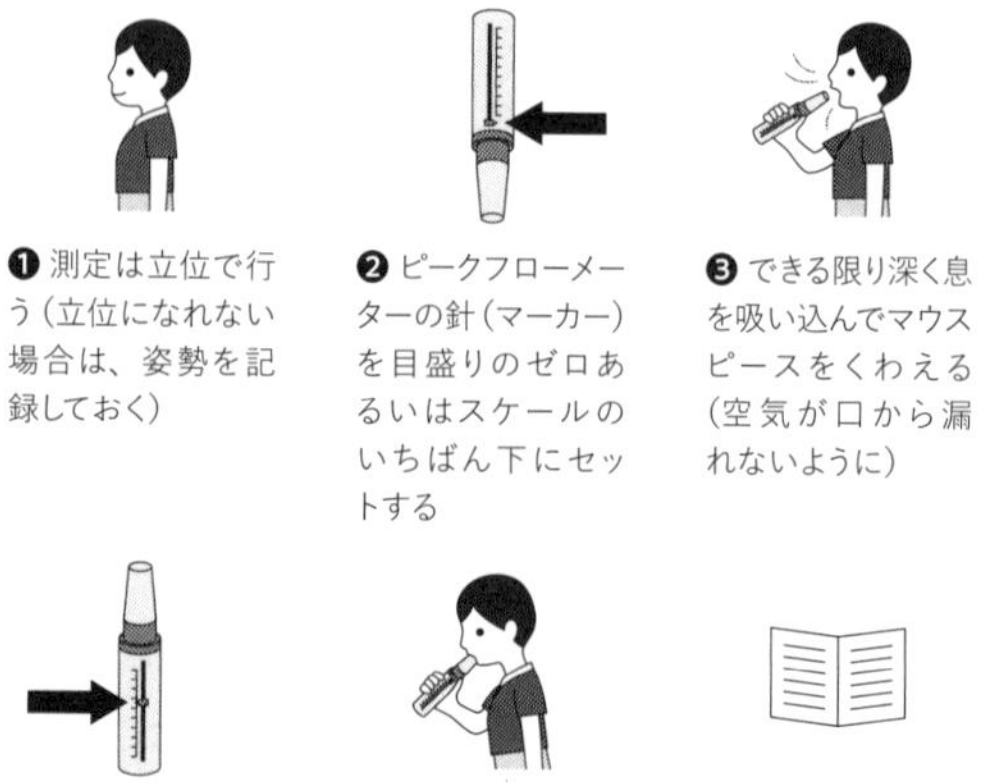

❶ 測定は立位で行う（立位になれない場合は、姿勢を記録しておく）

❷ ピークフローメーターの針（マーカー）を目盛りのゼロあるいはスケールのいちばん下にセットする

❸ できる限り深く息を吸い込んでマウスピースをくわえる（空気が口から漏れないように）

❹ できるだけ速く呼出する（最後まで吐ききる必要はない）

❺ 針の止まった目盛りを読む

❻ さらに2回、同様に測定する

❼ 3回の測定のうち最高値をぜんそく・ピークフロー日誌に記録する

出典：一般社団法人日本アレルギー学会・厚生労働省「アレルギーポータル」

のコントロールに役立ちます。ピークフローの数値が低くなってきたときには、発作が起きる前兆と考えられるので、早めに受診したり、吸入を使用したりして対策を打つこともできます。

慣れないうちは、こうしたことを面倒に感じてしまい、日誌をつけることを休みがちになることもあるかもしれません。また、毎日服用が必要な薬も、「親に言われなかったから、飲まなかった」ということもあるかもしれません。

しかしいずれは子どもが自分でアレルギーを管理できるようにならなければならず、そのためのトレーニングのためにも、「毎日、ぜんそく日誌をつける」「毎日、決められた時間に服薬する」といったルーティンは大切です。

医療現場の専門用語に「アドヒアランス（adherence）」というものがあります。これは、「患者が自分の病気を受け入れ、医師の治療方針に賛同し、指示に従って積極的に治療を受ける」ことを意味するものです。

従来は、医療従事者の指示に患者がどの程度従うかという、「コンプライアンス」の概念が重視されていました。しかしより良い治療を実践するには、医療従事者から患者へ一方通行的に治療方針を決定するのではなく、医療従事者と患者が一緒になって治療方針を決定し、患者が主体となって治療に取り組んでいくということが必要なのではないか、といった概念から、この言葉が誕生しました。

アレルギーの治療においては、このアドヒアランスが非常に重要です。

患者自身が疾患について正しく理解していなかったり、重大さを認識していなかったり、薬剤の効果を信用していなかったりすれば、「薬を飲むのを忘れた」「エピペン®を家に置いてきてしまった」ということも起こり得ます。

また、アレルギーの治療では、症状が良くなったように見えても、体内では炎症が続いていることが多いので、治療を継続することが大切です。「なんとなく体調が良くなってきたから、薬を飲むのをやめてもいいと思った」という、疾患に対する誤った認識が、症状の改善を遅らせることも少なくありません。

治療効果を正しく判断し、適切な治療を行うためには、子ども自身が病態について正しく理解し、治療に対して積極的に取り組む姿勢を、この時期から身につけておくことが必要です。

子どもの成長に合わせて少しずつ自分でできることを増やしていき、小学校を卒業する頃には、病気に関する知識をひととおり身につけ、自分の頭で考えて行動できるようになっているよう、ステップを踏みながらサポートすることが重要です。

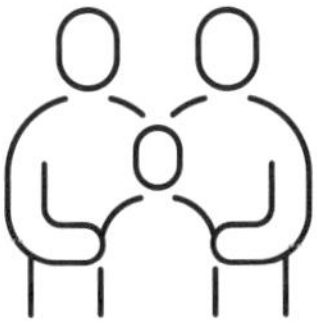

Chapter 3

正しい知識と情報を身につけ
あらゆるアレルギーから
大切な子どもを守る

ちまたに溢れる偽情報には要注意

アレルギーを持つ子どもが増えるに伴い、インターネット上に存在しているアレルギー情報の数もますます増加しています。アレルギーは症状が多岐にわたる疾患ですし、一人ひとり、出現する症状や病態が異なり、疾患をしっかり理解するのは難しいという特性もあります。

そのため、「子どものアレルギーについて困ったことがあったら、まずはインターネットで検索し、情報を探してみる」という人が多いのも当然と思います。

しかし注意しなければならないのは、インターネット上で広がっているアレルギー情報には、偽情報も多く交ざっている、ということです。

特に気をつけたいのは、ＳＮＳです。

医療従事者ではなくとも、一般の人が匿名で手軽に医療情報を発信できるＳＮＳには、読者を惑わせる情報がたくさんあります。場合によっては記事を読んだあと、最終的に特定の商品へ誘導されることもあり、患者や患者家族の心理をうまくついて、巧みに商品を買わせるような仕掛けもあります。

しかし、それらの情報は必ずしも正しいものではありません。場合によってはなんの根拠もなく、「この治療法を試したら、○○人がアレルギーを完治！」「このサプリメントを服用したら、確実に症状が改善する」など、薬事法に違反する記述が見られることもあります。

患者家族にしてみれば、少しでも役立つ情報を得たいと必死なのだと思いますが、はたから見れば「わらにもすがりたい患者家族の心理をビジネスに活かすなんてとんでもない！」と腹立たしくなります。そうした記事に引っ掛かり、役に立たないどころか、かえってマイナスになりかねない情報に惑わされるのは注意してほしいと思います。

私が常々、患者や保護者にすすめているのは、「アレルギーポータル」を情報源にすることです。

これは厚生労働省の補助事業として日本アレルギー学会が運営するウェブサイトであり、現在、アレルギーに対する標準治療としてガイドラインにより定められている治療法や、最新の治験が分かりやすく丁寧に解説されています。

情報の信憑《しんぴょう》性や信頼性もしっかりしていますし、実際、ほとんどのアレルギー専門医がこのウェブサイト上で述べられていることと相違ない治療を展開していると思います。もし、「今、自分の子どもが受けている治療はどのような効果があるのか」「この治療をずっと継続していいのだろうか」など疑問や不安に感じることがあれば、一度、アレルギーポータルにアクセスしてみると良いかもしれません。

もちろん、現在行っている治療に関する疑問や不安は、主治医に確認するのがベストです。アレルギー疾患の治療は長引きがちですから、時には「あまり効果が出ていないような感じがするのだけど、このまま同じ治療を続けていていいのだろうか？」など、不安に思うこともあると考えられます。

そのような不安や疑問をそのままにしておくと、そのうち主治医に対する不信感につながりますし、医師と患者の関係性が悪くなれば、やがて通院するのが嫌になって足が遠のいたり、治療が中途半端になったりして、病状の悪化を招く可能性もあります。

そのため、治療で疑問に感じることや不安に思うことがあれば、包み隠さず、主治医に相談するのがいちばんです。

とはいえ、「主治医にそんなことを言うなんて、失礼に当たるのではないか」などと、遠慮してしまう人もいると思います。

その場合には、まず、アレルギーポータルにアクセスしてみることをすすめています。そこで現在行われている治療法が誤ったものではないことを知れば安心することができますし、「なんのためにその治療を行っているのか」という理由を知り、その理屈に納得できれば、腰を据えて治療に臨むことができると思います。

もしそれでも治療について不安などがあれば、医師との良い関係性を維持するためにも、臆せず主治医に確認することが大切です。

アレルギー治療の8割は「医師選び」で決まる

どれだけ患者家族が正しい情報を入手することができたとしても、実際、患者と対面し、治療を施すのは主治医です。特に、アレルギーのように病気の全容を把握するのが非常に困難な疾患においては、医師の技量と経験が重要です。

私は、「アレルギー治療の成果は8割以上、医師選びで決まる」と考えています。

それでは、どのような医師を選べば良いのか、注意すべきポイントを挙げてみます。

①「アレルギー専門医」の資格を持っているか?

「アレルギー専門医」とは、日本アレルギー学会による認定資格で、学問的な強い関心と専門知識を持ち、アレルギー診療の経験と実績があり、さらに高い水準で治療を進める能力のある医師に対して与えられています。

アレルギー専門医になるにはアレルギー疾患・症状に関して熟知し、患者の症状改善と、可能な限り根治を目指した治療を進め、また、薬剤の副作用を最小限に抑えるための知識を身につける必要があります。

「アレルギー専門医」とは、いわば、「アレルギー治療の専門家」として公に認められているという証明ですから、安心して治療を受けることができると思います。

アレルギー専門医のいる医療機関は、アレルギーポータルのウェブサイトでも検索できますし、日本アレルギー学会のウェブサイトでも調べることができます。

一つ注意したいのが、「アレルギー科」という標榜診療科名です。医療機関のなかには、アレルギー科を標榜しているところがありますし（私のクリニックでも標榜しています）、一般の人のなかには「アレルギー科と書かれているから、アレルギーに詳しい専門医がいるに違いない」と考える人も少なくないと思います。

しかし、必ずしもそうとは言い切れないのです。

なぜなら、標榜診療科名は医師の専門とする分野や診療範囲を示し、患者が正しい受診先を選べるようにすることを目的として設置されているものであり、麻酔科以外はどの科目を名乗るかについては、基本的にルールが存在しないからです。

つまり、「アレルギー科」を標榜しているからといって、必ずしもアレルギー専門医が在籍しているわけではないので、注意が必要です。

また、医療機関のウェブサイトにはよく医師のプロフィールが掲載されていますが、そこに「日本アレルギー学会所属」と書かれているのを見かけることがあります。この場合も注意が必要です。

日本アレルギー学会に限らず、一般的な日本の学会は会費さえおさめればどの医師でも（場合によっては医学生でも）入ることができます。

そのためプロフィールに「日本アレルギー学会所属」と書かれていても、必ずしも専門的な知見を持っているわけではないということは覚えておくと良いと思います。

もちろん、アレルギー科を標榜していたり、日本アレルギー学会所属とプロフィールに記載されていたりすることは、医師を選択する一つの目安になると思われます。しかし、それだけで判断しないことが大切です。

②アレルギー治療に関してどこで研鑽《けんさん》を積んだのか？

医師のプロフィールを調べるうえで注目してほしいのは、どこでアレルギー治療の研鑽を積んだのか、という点です。

アレルギーの治療には専門的な知識や技量が必要となり、また、めざましい勢いで治療法が進化しています。

どのような症例に対しても幅広く対応するためには、最新の知見を入手し、治療の引き出しを極力たくさん確保しておくことが必要です。

そのためアレルギー治療に関して研鑽を積むなら、国内外から最新の情報が集まりやすく、先進的な取り組みを行いやすい、アレルギー治療の専門機関がベストです。

③アレルギーに関して講演をしているか？　著書はあるか？

現在では、日本のあちこちでアレルギー治療に関する講演会が開かれています。患者やその家族を対象にしたものもありますし、医師をはじめ医療従事者を対象にしたものもあります。

そうした講演会で演者として呼ばれるということは、優れた治療実績を残しているということであり、また、アレルギー治療に関し、相応の知識や技量を持っていると社会的に認められた証拠でもあります。

大抵講演を行っている医師は、医療機関のウェブサイトに掲載する自分のプロフィールにその旨を記載しているので、確認すると良いと思います。

同様の理由で、アレルギーに関する著書があるかどうかも医師を選ぶ際の判断材料として有効です。

④薬を処方するだけなのか？
それとも具体的な使用法まで細かくフォローしてくれるのか？

アレルギー治療では、さまざまな薬を使うことがあります。気管支ぜんそくなら吸入ステロイドを用いることもありますし、アトピー性皮膚炎なら外用薬を使用することもあります。

そのような薬が処方された場合、「適切な使用方法まで教えてくれるか？」が重要です。

なぜならそうした薬は、ただ処方することに意味があるのではなく、適切に使用して、初めて効果が期待できるからです。

例えば吸入ステロイドは、正しい姿勢で、適切な場所に吸入器を当て、きちんと吸い込まなければせっかくの薬剤も体内に吸収されません。特に、使用するのは主に子どもですから、初めは親の手を借りたとしても、そのうち自分でできるようにならなければなりません。
そのために大切なのは、医師や看護師による「使い方指導」です。薬を処方されたとき、このような指導が行われたかどうかも、医師選びの判断材料になります。

薬についてもう一つ付け加えると、薬の種類にも要注意です。症状が良くなっても悪くなっても、ずっと同じ薬を出し続ける医師には疑問をもつべきだと思います。

もちろんアレルギー治療は、改善が見られるまで時間がかかることが多いので、根気よく同じ薬を使い続けなければならないこともあります。しかし、3カ月以上同じ薬を使い続けてなんの変化も見られないとしたら、いったん、その薬は見直すべきではないかと、個人的には考えています。

なかには効果が出現するまでもっと時間のかかる治療薬もありますから、必ずしもこのとおりではありませんが、簡単な問診をするだけで、安易に同じ薬を出し続ける医師には疑問をもつべきだと思います。

また、むやみにたくさんの薬を出す医師にも要注意です。現在、医師による「過剰処方」が問題になることがあります。なぜ、「飲みきれないほどたくさんの薬が処方されるのか?」というと、日本では一般的に、薬を多く出さない医師に対する風当たりが強いからです。「病気が治らないのは、あの先生が薬を出してくれないからだ」という悪い噂が町なかで広がれば、病院の集患にも影響します。そのため、必要以上にたくさんの薬を処方する医師が多いのです。

しかし、薬をたくさん飲めば病気が早く治るのかというと、必ずしもそういうわけではありません。薬には多かれ少なかれ副作用がありますから、たくさん飲めばその分、体に負担を与えます。

医療機関で薬を処方されるときには、ずっと同じ薬を使い続けていないかを確認することをおすすめします。

⑤必要以上に検査を行っていないか？

アレルギーの治療を行ううえで、検査はとても重要なものです。しかし、検査を行うには、適切な頻度を考慮することが重要です。特に必要もないのに、頻繁に検査をする医療機関もあると聞きますが、無意味な検査は患者に重荷となるばかりか、経済的な負担にもつながります。

個人的には、アレルギー検査であれば半年～1年に1回程度のペースで、血液検査を行うことをすすめています。症状の改善が見られたり、反対に症状に期待した変化が見られなかったりする場合には、もう少し頻度を高めることもありますが、一般的にはこれくらいのペースで検査を受ければ十分と考えています。

⑥アレルギー検査で陽性だからといって、安易に「卵は食べちゃダメ」など除去を指示しないか？

アレルギー検査で、ある特定の食べものに陽性反応が出たからといって、「陽性なので、これからは一切摂取してはいけません」と、完全な除去食を推奨するのは、正しい医療ではないと考えています。

アレルギー検査で陽性反応が出たとはいえ、それはあくまでも「アレルギーが疑われる」というレベルであり、確定ではありません。そのためアレルギー検査で陽性反応が出た場合には、単回または複数回に分割して摂取させ、症状の有無を確認する「食物経口負荷試験」を行うのが正しい対処法であり、ガイドラインでもそのように明言されています。

確かに、「一切摂取してはいけません」とバッサリ切り捨ててしまえば、もうアレルギー反応を起こすこともないでしょうから、患者も家族も安心です。なにより食物経口負荷試験を行えばアナフィラキシーを起こすこともあるため、医師としては少なからず緊張するものです。その試験を行わなければそうしたリスクもないのですから、医師にとっても安心です。

しかしそれは正しいアレルギー治療ではありません。私も子どもの頃経験しましたが、除去となると生活が一変します。気軽に外食もできないし学校生活にも影響を及ぼします。また、場合によっては、アレルギーを完治させるチャンスをみすみす逃してしまうことにつながりかねません。

もちろん、ピーナッツやクルミ、カシューナッツなどのように、アレルギー検査を行えば高確率で「アレルギーである」ということが分かる食品もあります。その場合はあえてリスクとなるような食物経口負荷試験を行う必要はありません。

しかし多くの食品では食物経口負荷試験を行う必要があります。そうしたことを行わず、「一切、摂取するのをやめましょう」と指導するのはあまりに安易であり、患者の治癒を遅らせることにもつながります。

⑦セカンドオピニオンを求めたとき、嫌がらないか？

誰もが自分の病気に最適な治療を受けたいと考え、セカンドオピニオンを希望する患者が増えています。特にアレルギーの場合は病態がさまざまであり、また薬の効果も個人差が非常に大きいことから、専門医の間でさえ見解が分かれることが少なくありません。

そのため患者やその家族に、「ほかの先生の意見も聞いてみようかな？」という気持ちが芽生えるのは、自然なことといえます。特に現在では、インターネットで調べればさまざまな情報を手軽に入手できるのですから、「このまま主治医の言うことを聞いていてよいのだろうか。もしかしたら、こちらの治療法のほうがうちの子どもには合っているのではないか?」という考えが芽生えるのも当然です。

しかし主治医に「参考までに、ほかの先生の意見も聞いてみたいのですが……」と申し出ると、なかには嫌な顔をする先生もいます。「自分を信用できないというのか!」と怒ってしまうのです。セカンドオピニオンを求めるということは、主治医を否定することではありません。より良い治療を求めるため、患者が持つ権利であり、それを行使することは、主治医を侮辱することでもありません。

もし、主治医のいうがままに治療を行った場合、期待した結果が得られなかったら、「もっと違う治療法を試してみればよかった」と後悔することになる可能性もあります。そうした事態を防ぐためにもセカンドオピニオンは大切ですし、アレルギー治療に限らず、さまざまな疾患でセカンドオピニオンを求める患者は増えています。

しかしそれでもなお、医師のなかには患者からセカンドオピニオンを求められると嫌な顔をする医師もいます。それはもしかしたら、自分の治療に自信がないことの裏返しとも考えられます。もし、自信を持って治療を行っていたら、「どうぞ、ほかの先生にもお話を聞いてみてください」と、笑顔で紹介状を書いてくれるはずです。もし本当に患者が転院したとしても、「それで患者やその家族が満足できるなら」と、納得して送り出してくれると思います。

もしセカンドオピニオンの話を持ちかけたとき、医師が嫌な顔をしてみせたら、ちょっと疑問をもってもよいと思います。

このように、良い医師を選ぶポイントはたくさんありますが、なによりも重要なのは、「話をきちんと聞いてくれるか？」「丁寧に診察してくれるか？」「相談しやすいか？」ということだと思います。アレルギーの治療は長期に及ぶことが多いので、医師と良好な人間関係を築くことがとても大切です。

必ずしも、腕のいい医師が「話しやすく、親しみやすい医師」であるとは限りませんし、場合によっては、「腕は平凡でも話しやすく、患者のことを何よりも大事に考えてくれる医師」のほうが、長く付き合うには適しているとも考えられます。

アレルギー治療の8割は、医師選びで決まるといっても過言ではありません。実際、良好な医師と患者の関係が築かれていれば、しばしば、科学的に期待される以上の治療効果が達成され、反対に、医師と患者の関係が良好でない場合には、どのような治療も期待どおりの効果が得られないばかりでなく、科学的には説明することができない副作用が生じたり、医療トラブルが起きたりすることもあるということが報告されています。

アレルギー治療に用いる薬のなかには、副作用を生じさせるものもあります。そうしたデメリットをしっかり理解し、納得して使用するためにも、信頼できる医師のもとで治療を受ける必要があります。

アレルギーはハンディではなく、個性の一つ

さまざまな疾患のなかでも、アレルギーに対する治療は非常に厄介であり、難易度の高いものの一つです。遺伝的体質や生活環境も影響していますし、症状や治療効果も、非常に個人差が大きいからです。

アレルギーは日常生活にさまざまな支障をもたらします。友達と同じものを食べられない、同じように遊べない、スポーツやアクティビティが制限されるなど、子どもにとってはとてもつらいことを強いられる場合もあります。

また子どもだけでなく、親にとっても子どものアレルギーは大きな悩みになりがちです。特

に母親は「子どもがアレルギーなのは、私が健康な体に産んであげられなかったからだ」と自分を責めたり、責任を感じたりすることもあります。

母親が不安な気持ちで育児をすれば、その気持ちは子どもにも伝わります。「自分がアレルギーだからお母さんが悲しんでいるんだ」と子どもも悲観的になり、治療にも前向きに取り組めなくなります。

そうした患者や家族と診察室で接するとき、私はいつもこう言います。

「アレルギーは欠点ではなく、一つの個性。アレルギーがあっても、友達と同じものを食べることができたり、スポーツをしたり、修学旅行に出かけたりすることができます。アレルギーの治療とはそうしたことを制限することではなく、そうした制限をしないで済むように、症状をうまくコントロールするのが治療の目的なのです」

アレルギーは病気の一種ですが、その子がもともと持っている体質でもあります。

背が低い子もいれば、高い子もいるのと同じように、アレルギーの子もいれば、そうでない子もいます。その体質をなにかで隠蔽《いんぺい》したりごまかしたりするのではなく、上手に折り合いをつけて付き合っていく方法を考えることが大切です。

アレルギーに対して必要以上に身構える必要はありません。信頼できる主治医と二人三脚で治療に取り組み、健やかな成長をサポートすることが、何よりも大切なのです。

おわりに

私が医師を目指した理由は、私自身、子どもの頃に重度のアレルギー疾患で苦しんだからです。生まれたときから体が弱く、親に連れられ小児科を受診することも多くありました。気管支ぜんそくや食物アレルギーを次々と発症し、小学2、3年生の頃には長期入院するため、1年間ほど、学校を休まなければなりませんでした。

その病院には院内学級があり、私と同じように入院している子どもたちが勉強をしていましたが、いつもの友達と離れ離れになったり、みんなと同じように外遊びができなかったりして、悔しい経験もしました。

そんなとき、私と家族を明るく支えてくれたのが小児科の医師でした。成長するにつれて次第にアレルギーの症状も落ち着き、友達と同じような生活が送れるようになった頃、私は、「これからの子どもたちにつらい幼少期を過ごしてほしくない。アレルギーで苦しむ子どもを少なくしたい」という思いから、医師を目指すことを決めました。

小児科を受診する原因で最も多いのは風邪ですが、その次に多いのはアレルギー疾患です。

乳幼児では食物アレルギーやアトピー性皮膚炎が多く、1、2歳になると気管支ぜんそくの子どもが増え始め、やがて小学校に入学する頃になるとアレルギー性鼻炎が目立ってくるというように、子どもの成長に伴って出現する症状も少しずつ変化します。

子どもの年齢に合わせ、異なるアレルギー疾患が連鎖的に出現していくことを「アレルギーマーチ」といいますが、子どものアレルギー治療が難しいとされる理由は、まさにこの点にあります。というのも、一つのアレルギー疾患が悪化すれば、ほかの疾患にも悪影響を及ぼすことが少なくないからです。

アレルギー専門医ではない小児科医にとっては、このうえなく面倒な疾患になりますし、また保護者にとっても同様に厄介です。

子どもが新しいアレルギー疾患を発症すれば、医療機関を受診する回数や治療薬の種類も増えますし、さらに、「これまで食物アレルギーの対応で苦しんでいたのに、これからはぜんそくまでケアしなければいけないなんて……」ということになるのですから、二重苦三重苦といっても過言ではありません。

しかし大人になってから発症するアレルギー疾患が治りにくいとされるのに比べ、子どものアレルギーは治る可能性があるといわれるのも、このアレルギーマーチに理由があります。

なぜなら、アレルギーマーチの進行を食い止めることができれば、それ以上、新たにアレルギー疾患を発症させずに済むかもしれないからです。さらに、アレルギー症状を上手にコントロールすることができていれば、成長とともに免疫機能や消化機能が成熟していくことにより、自然とアレルギーが治ることもあるのです。

「ああ、これはアレルギーの症状ですね。気長に治療を続けていきましょう」
そう小児科で診断され、子どもの未来が心配になった保護者は多いと思います。
日々の食事のことや、生活環境のこと、治療薬のこと、アナフィラキシーのことなど、さまざまな不安が頭をめぐり、途方に暮れた人もいると思います。

しかし、大丈夫です。

子どものアレルギーはきちんと対処をすることで、症状を軽減したり、寛解を目指したりすることはできます。特に食物アレルギーは、小学校に入学するまでにほとんどの子どもが治るとされています。

そのために大切なのは、できるだけ早い段階で、アレルギー診療に精通した医師の診療を受けることです。

タイミングを見誤ったり、世に出回る有象無象の情報に惑わされたりすることなく、信頼できるかかりつけ医のもとで、適切な治療を進めてほしいと思います。

時々診察室で、「咳が出るから、子どもに『走ってはダメ』って言っています」「アトピーだから、プールで泳ぐのはいけないんですよね」と言う保護者がいます。しかし、そんなことはありません。

子どもの行動に逐一「ダメ出し」をすることが、保護者の役目ではありません。「走らせない」のではなく、走っても咳が出ないように、ぜんそくをコントロールすれば良いのですし、「泳がせない」のではなく、プールで泳いだあとはしっかり体をシャワーで流して保湿剤をつけ、かゆみが出ないようにすればいいのです。

アレルギーのせいで子どもがやりたいことをがまんしなくてもいいように、保護者・学校・かかりつけ医がみんなで子どもの成長をサポートできる世の中になることを、〝元アレルギー児〟の医師として切に願います。

田中裕也（たなか ゆうや）

小さい頃から小児ぜんそくを患い、1年程度の長期入院を経験。身体が弱かったが吸入ステロイドなどを使用しぜんそくの症状が和らぐ。年を重ねるにつれぜんそくが治り、医者を目指そうと思い始める。2005年岡山大学医学部医学科卒業後、兵庫県立こども病院アレルギー科の三好麻里先生、神戸市立医療センター中央市民病院小児科の岡藤郁夫先生に師事し小児アレルギー専門医を志す。2019年から兵庫県立こども病院アレルギー科の科長となり、2022年10月神戸市にてたなか小児科・アレルギー科クリニック院長就任。現在も兵庫県立こども病院で非常勤として働いている。

本書についての
ご意見・ご感想はコチラ

お父さんお母さんのための
年代別　こどもアレルギー大全

2024年4月30日　第1刷発行

著　者　　田中裕也
発行人　　久保田貴幸

発行元　　株式会社 幻冬舎メディアコンサルティング
〒151-0051　東京都渋谷区千駄ヶ谷4-9-7
電話　03-5411-6440（編集）

発売元　　株式会社 幻冬舎
〒151-0051　東京都渋谷区千駄ヶ谷4-9-7
電話　03-5411-6222（営業）

印刷・製本　中央精版印刷株式会社
装　丁　　弓田和則

検印廃止

Printed in Japan
ISBN 978-4-344-94793-1 C0047
幻冬舎メディアコンサルティングＨＰ
https://www.gentosha-mc.com/